看護学生のための 第2版
5分間テスト
必修問題レベル編②
―人体・症状・疾

JN057209

CONTENTS

学習の記録

活用方法・学習の進め方

① 小テストとして！

1回5分の小テストとしてご活用ください。

第1回から順番にやらなくても○Kです。

ランダムにこなすことで、抜き打ちの小テストとして活用できます。

② 宿題・課題として！

コンパクトなボリュームですので、毎日継続的に取り組むために最適です。

日々の宿題や休み期間中の課題としても活用できます。

③ 1年生のうちから！

本書は必修問題レベルの基本的な内容でまとめています。低学年のうちから

コツコツ取り組むことで、少しずつ試験を意識した学習習慣が身につきます。

	実施日	正解		実施日	正解
第1回	/	14 問中　問	第20回	/	14 問中　問
第2回	/	14 問中　問	第21回	/	14 問中　問
第3回	/	9 問中　問	第22回	/	14 問中　問
第4回	/	14 問中　問	第23回	/	14 問中　問
第5回	/	14 問中　問	第24回	/	14 問中　問
第6回	/	20 問中　問	第25回	/	9 問中　問
第7回	/	18 問中　問	第26回	/	14 問中　問
第8回	/	14 問中　問	第27回	/	9 問中　問
第9回	/	14 問中　問	第28回	/	14 問中　問
第10回	/	14 問中　問	第29回	/	14 問中　問
第11回	/	14 問中　問	第30回	/	14 問中　問
第12回	/	14 問中　問	第31回	/	14 問中　問
第13回	/	14 問中　問	第32回	/	14 問中　問
第14回	/	14 問中　問	第33回	/	14 問中　問
第15回	/	14 問中　問	第34回	/	14 問中　問
第16回	/	14 問中　問	第35回	/	14 問中　問
第17回	/	14 問中　問	第36回	/	14 問中　問
第18回	/	14 問中　問	第37回	/	9 問中　問
第19回	/	14 問中　問	第38回	/	14 問中　問

人体の構造と機能①
人体の基本

実施日　　月　　日	制限時間
正解：　／14問	5分

1 文章を読み、正しいものには〇、誤っているものには×を書きなさい。

（1）上肢とは、両腕を表す。　　　　　　　　　　　　　解答＿＿＿＿＿＿

（2）臀部とは、太ももの部分をいう。　　　　　　　　　解答＿＿＿＿＿＿

（3）臍部とは、へそとその周囲をいう。　　　　　　　　解答＿＿＿＿＿＿

（4）腋窩は、鼠径部よりも下に位置する。　　　　　　　解答＿＿＿＿＿＿

（5）頸部は周囲に比べて細い部分を表す。　　　　　　　解答＿＿＿＿＿＿

（6）足背とは、足の裏のことを表す。　　　　　　　　　解答＿＿＿＿＿＿

（7）胸腔には心臓や肺が収まる。　　　　　　　　　　　解答＿＿＿＿＿＿

（8）食道は、腹腔に収まる臓器である。　　　　　　　　解答＿＿＿＿＿＿

（9）身体の各関節を曲げずにまっすぐにした状態が良肢位である。　解答＿＿＿＿＿＿

（10）人体の機能のうち、呼吸や消化、排泄などの機能を植物機能
とよぶ。　　　　　　　　　　　　　　　　　　　　解答＿＿＿＿＿＿

2 つぎの設問に答えなさい。

（1）つぎのうち、かかと部分を表すのはどれか。

　　　1．季肋部

　　　2．外果部

　　　3．踵部

　　　4．肘頭部　　　　　　　　　　　　　　　　　　　　解答 _____

（2）つぎのうち、骨盤腔に収まる臓器はどれか

　　　1．肝臓

　　　2．膵臓

　　　3．膀胱

　　　4．心臓　　　　　　　　　　　　　　　　　　　　　解答 _____

（3）つぎのうち、最も身体の高い部分にあるのはどれか。

　　　1．季肋部

　　　2．外果部

　　　3．踵部

　　　4．膝蓋部　　　　　　　　　　　　　　　　　　　　解答 _____

（4）体表上で人体を左右に等分する線を何というか。

　　　1．矢状線

　　　2．正中線

　　　3．冠状線

　　　4．水平線　　　　　　　　　　　　　　　　　　　　解答 _____

細胞・組織

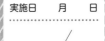

実施日	月	日	制限時間
正解：	/14問		5分

1 文章を読み、正しいものには○、誤っているものには×を書きなさい。

（1）核をもつ細胞を原核細胞とよぶ。　　　　　　　　　　解答 _____

（2）生命を構成する最も小さな単位が細胞である。　　　　解答 _____

（3）ヒトは、およそ6,000億個もの細胞の集合体である。　　解答 _____

（4）タンパク質の合成は、核内で行われる。　　　　　　　解答 _____

（5）DNAは、染色体のなかに含まれている。　　　　　　　解答 _____

（6）DNAは2本のポリヌクレオチド鎖である。　　　　　　解答 _____

（7）動物と植物のDNAは同じ塩基をもつ。　　　　　　　　解答 _____

（8）iPS細胞は受精卵からつくられる。　　　　　　　　　　解答 _____

（9）上皮組織は、細胞間質が豊富な組織である。　　　　　解答 _____

（10）アポトーシスとは、細胞の自発的な死を意味する。　　解答 _____

5

2 つぎの設問に答えなさい。

（1）つぎのうち、タンパク質の合成を担う細胞小器官はどれか。

　　1．リボソーム

　　2．ゴルジ体

　　3．ミトコンドリア

　　4．リソソーム　　　　　　　　　　　　　　　　解答＿＿＿＿＿＿＿＿

（2）RNAの塩基配列に基づきタンパク質が合成される現象を何というか。

　　1．転写

　　2．複製

　　3．拡散

　　4．翻訳　　　　　　　　　　　　　　　　　　　解答＿＿＿＿＿＿＿＿

（3）つぎのうち、最も再生力の強い細胞はどれか。

　　1．心筋細胞

　　2．神経細胞

　　3．肝細胞

　　4．腺上皮細胞　　　　　　　　　　　　　　　　解答＿＿＿＿＿＿＿＿

（4）つぎのうち、胃の粘膜を形成する上皮組織はどれか。

　　1．立方上皮

　　2．円柱上皮

　　3．移行上皮

　　4．線毛上皮　　　　　　　　　　　　　　　　　解答＿＿＿＿＿＿＿＿

第3回

人体の構造と機能③
骨・関節

1 文章を読み、正しいものには〇、誤っているものには×を書きなさい。

（1）骨の海綿質の下層は緻密質で構成される。

解答＿＿＿＿＿＿＿

（2）長管骨は四肢の骨によくみられる。

解答＿＿＿＿＿＿＿

（3）体内のカルシウムの約50％は骨に貯蔵されている。

解答＿＿＿＿＿＿＿

（4）造血の機能を失った骨髄は黄色を呈する。

解答＿＿＿＿＿＿＿

（5）左右の頭頂骨のつぎめを冠状縫合という。

解答＿＿＿＿＿＿＿

（6）橈骨は、前腕の小指側に位置する骨である。

解答＿＿＿＿＿＿＿

（7）腓骨は、下腿の母指側に位置する骨である。

解答＿＿＿＿＿＿＿

（8）頸椎は、7個の椎骨からなる。

解答＿＿＿＿＿＿＿

（9）腰椎は、5個の椎骨からなる。

解答＿＿＿＿＿＿＿

（10）肩関節は、球状関節である。

解答＿＿＿＿＿＿＿

2 つぎの設問に答えなさい。

（1）つぎのうち、頭蓋骨ではないものはどれか。

   1．蝶形骨

   2．篩骨

   3．脛骨

   4．下顎骨　　　　　　　　　　　　　　　　　　　　　　　解答 _____

（2）つぎのうち、骨盤を構成する骨ではないものはどれか。

   1．寛骨

   2．仙骨

   3．尾骨

   4．踵骨　　　　　　　　　　　　　　　　　　　　　　　解答 _____

（3）つぎの説明で誤っているものはどれか。

   1．骨盤は性差の大きい骨組みである。

   2．軟骨から骨におきかわったものを付加骨という。

   3．側面からみた正常な脊椎はＳ字のようにカーブしている。

   4．腰椎には最も大きな椎骨がある。　　　　　　　　　　解答 _____

（4）関節について誤っているものはどれか。

   1．関節包は、関節を覆い過度の伸展を抑制する。

   2．基本肢位は、どの関節も同じである。

   3．股関節は、多軸性の関節である。

   4．肘関節をなす腕尺関節は、蝶番関節である。　　　　　解答 _____

第4回

人体の構造と機能④ 筋

1 文章を読み、正しいものには〇、誤っているものには✕を書きなさい。

（1）心筋は不随意筋である。

解答 _____

（2）骨格筋と心筋は横紋筋である。

解答 _____

（3）骨格筋において、体幹に近いほうを筋尾という。

解答 _____

（4）骨格筋の筋頭が骨に付着する部分を起始という。

解答 _____

（5）肋間筋は呼吸運動に関与する筋である。

解答 _____

（6）ヒラメ筋は、背中の部分にある筋である。

解答 _____

（7）胸鎖乳突筋は、胸部を覆い、胸部の運動に関与する。

解答 _____

（8）速筋は、ミオグロビンを多く含む。

解答 _____

（9）遅筋は、持続的な運動に適する筋である。

解答 _____

（10）筋を構成する太い線維構造がミオシンフィラメントである。

解答 _____

2 つぎの設問に答えなさい。

（1）つぎのうち、筋収縮のエネルギー源となるのはどれか。

　　1．アデノシン三リン酸

　　2．ミオグロビン

　　3．アクチン

　　4．ヘモグロビン　　　　　　　　　　　　　　　解答 _____

（2）つぎのうち、咀嚼筋に含まれないものはどれか。

　　1．咬筋

　　2．口輪筋

　　3．側頭筋

　　4．外側翼突筋　　　　　　　　　　　　　　　　解答 _____

（3）つぎのうち、肘関節の屈曲にはたらく筋はどれか。

　　1．上腕二頭筋

　　2．上腕三頭筋

　　3．大胸筋

　　4．三角筋　　　　　　　　　　　　　　　　　　解答 _____

（4）つぎのうち、膝関節を伸展させる筋はどれか。

　　1．前脛骨筋

　　2．下腿三頭筋

　　3．大腿四頭筋

　　4．大殿筋　　　　　　　　　　　　　　　　　　解答 _____

第5回

人体の構造と機能⑤　心臓

1 文章を読み、正しいものには〇、誤っているものには✕を書きなさい。

（1）通常、心臓は正中線のやや右寄りに位置する。　　　解答

（2）心臓の上部先端を心尖部という。　　　解答

（3）心臓壁は3層からなる。　　　解答

（4）正常な場合、成人の心臓の重さはおよそ1,000gである。　　　解答

（5）左心房と左心室の間にある弁が三尖弁である。　　　解答

（6）肺動脈弁を通過するのは静脈血である。　　　解答

（7）大動脈弁を通過するのは動脈血である。　　　解答

（8）全身からの静脈血が最初に戻るのは右心室である。　　　解答

（9）肺からの動脈血が最初に流入するのは左心房である。　　　解答

（10）心臓はホルモン分泌機能ももつ。　　　解答

2 つぎの設問に答えなさい。

（1）心臓の４つの部屋のうち、全身に動脈血を送り出すのはどれか。

　　　1．右心房
　　　2．左心房
　　　3．右心室
　　　4．左心室　　　　　　　　　　　　　　　　　　　　解答 ＿＿＿＿＿＿

（2）心筋が最も肥厚しているのはどれか。

　　　1．右心房
　　　2．左心房
　　　3．右心室
　　　4．左心室　　　　　　　　　　　　　　　　　　　　解答 ＿＿＿＿＿＿

（3）心臓に関する説明で正しいものはどれか。

　　　1．安静時の成人では、１分間におよそ120回拍動する。
　　　2．右心房には、上下の大静脈と大動脈が開口する。
　　　3．心臓の拍動を支配するのは迷走神経である。
　　　4．心臓を包む心膜は粘膜である。　　　　　　　　　解答 ＿＿＿＿＿＿

（4）心臓に関する説明で誤っているものはどれか。

　　　1．刺激伝導系の洞房結節は右心房にある。
　　　2．心筋に刺激を伝える刺激伝導路の最後はヒス束である。
　　　3．心臓が収縮したときに全身へと血液を送り出す。
　　　4．冠状動脈は心臓表面を走行し、心臓に酸素を供給する。

　　　　　　　　　　　　　　　　　　　　　　　　　　　解答 ＿＿＿＿＿＿

1 文章を読み、正しいものには〇、誤っているものには✕を書きなさい。

（1）動脈の血管壁のうち、特に厚いのは外膜である。　　解答 _____

（2）動脈には血液の逆流を防ぐ弁はない。　　解答 _____

（3）動脈の断面は静脈に比べ扁平している。　　解答 _____

（4）動脈は静脈に比べて太く弾力がある。　　解答 _____

（5）静脈も動脈と同じ3層構造である。　　解答 _____

（6）静脈の血流はおもに心臓の拍出力によりつくられる。　　解答 _____

（7）静脈は動脈に比べて内圧が低い。　　解答 _____

（8）四肢の静脈ではとくに弁が発達している。　　解答 _____

（9）肺静脈には静脈血が流れる。　　解答 _____

（10）静脈は拍動しない。　　解答 _____

2 空欄に当てはまる用語を選択肢より選び、書きなさい。 ※重複不可

（1）２つの毛細血管網に挟まれた静脈系を [　　　　　] 脈という。

（2）[　　　　　] 静脈は食道の静脈を集め、脊柱の右側を走行する。

（3）胸大動脈は横隔膜を過ぎると [　　　　　] 動脈となる。

（4）頭部に入り脳へ酸素を送るのは内頸動脈と [　　　　　] 動脈である。

（5）ウィリス動脈輪は [　　　　　] 動脈輪ともよばれる。

（6）[　　　　　] 動脈は大動脈弓から直接出る血管である。

（7）腹大動脈は左右の [　　　　　] 動脈に分岐して終わる。

（8）心臓に入る静脈系は上下の大静脈と [　　　　　] 静脈洞である。

（9）上腕動脈は、肘部で橈骨動脈と [　　　　　] 動脈に分かれる。

（10）膝窩動脈は前後の脛骨動脈と [　　　　　] 動脈に分岐する。

【選択肢】

腹大	総腸骨	椎骨	腓骨	尺骨	冠状	大脳
膝窩	外腸骨	右鎖骨下	右総頸	奇	終	門
腕頭	腋窩	上大	腹腔	大腿	上腕	足背

第7回

人体の構造と機能⑦
体液・血液

1 文章を読み、正しいものには○、誤っているものには×を書きなさい。

（1）健常な成人では、体重における水分の割合は約80％である。　解答＿＿＿＿＿＿

（2）血漿にはタンパク質が含まれている。　解答＿＿＿＿＿＿

（3）循環血液量は、体重のおよそ1／6である。　解答＿＿＿＿＿＿

（4）細胞内液は細胞外液よりも体液に占める割合は多い。　解答＿＿＿＿＿＿

（5）リンパ液は細胞外液である。　解答＿＿＿＿＿＿

（6）白血球は核をもたない細胞である。　解答＿＿＿＿＿＿

（7）赤血球の減少は、貧血の症状を表す。　解答＿＿＿＿＿＿

（8）健常成人では、白血球は血液1μL中に約500万個存在する。　解答＿＿＿＿＿＿

（9）血漿と等張のブドウ糖液の濃度はおよそ10％である。　解答＿＿＿＿＿＿

（10）男性のヘマトクリット値の基準値は40〜50％である。　解答＿＿＿＿＿＿

2 空欄に当てはまる語句・数字を書きなさい。

（1）血球成分のうち、血液凝固に関与するのは [　　　　　　] である。

（2）血球成分のうち、生体防御を担うのは [　　　　　　] である。

（3）血液中の総ヘモグロビンに対する酸素化ヘモグロビンの割合を [　　　　　　] 度という。

（4）血液中に占める血球成分の容積比率を [　　　　　　] という。

（5）血漿から凝固因子を取り除いたものが [　　　　　　] である。

（6）血漿のpHの基準値は、[　　　　　　] ± 0.05である。

3 つぎの設問に答えなさい。

（1）血液凝固に関連するものはどれか。
　　　1．ヘモグロビン
　　　2．フィブリノゲン
　　　3．マクロファージ
　　　4．エリスロポエチン　　　　　　　　　　　　　　解答 ＿＿＿＿＿＿

（2）細胞外液に比べて細胞内液で濃度が高いものはどれか。
　　　1．ナトリウム
　　　2．カリウム
　　　3．カルシウム
　　　4．クロール　　　　　　　　　　　　　　　　　　解答 ＿＿＿＿＿＿

第 8 回

人体の構造と機能⑧
免疫系

1 文章を読み、正しいものには〇、誤っているものには✕を書きなさい。

（1）B細胞が関与する免疫が細胞性免疫である。　　　　　解答 _____

（2）ランゲルハンス細胞は、皮膚に常在する免疫細胞である。　　解答 _____

（3）皮膚の表面は、弱酸性に保たれている。　　　　　　　解答 _____

（4）デーデルライン桿菌は、小腸に常在して細菌の繁殖を防ぐ。　解答 _____

（5）マクロファージは、貪食作用をもつ。　　　　　　　　解答 _____

（6）IgGは、血漿中に最も多く存在する抗体である。　　　解答 _____

（7）脾臓のうち、免疫機能に関与するのは白脾髄である。　　解答 _____

（8）胸腺は、老年期に生理的に肥大する。　　　　　　　　解答 _____

（9）扁桃は、咽頭に存在する免疫器官である。　　　　　　解答 _____

（10）鼠径部には、リンパ節が多く集まっている。　　　　　解答 _____

2 つぎの設問に答えなさい。

（1）免疫機能に関与する細胞はどれか。

    1．血小板

    2．白血球

    3．網赤血球

    4．成熟赤血球　　　　　　　　　　　　　　解答 ＿＿＿＿＿

（2）抗体をつくり出すのはどれか。

    1．樹状細胞

    2．形質細胞

    3．肥満細胞

    4．インターロイキン　　　　　　　　　　　解答 ＿＿＿＿＿

（3）胎盤を通過し、児を感染から守る抗体はどれか。

    1．IgA

    2．IgE

    3．IgG

    4．IgM　　　　　　　　　　　　　　　　解答 ＿＿＿＿＿

（4）アレルギー性疾患を引き起こす原因となる抗体はどれか。

    1．IgA

    2．IgE

    3．IgG

    4．IgM　　　　　　　　　　　　　　　　解答 ＿＿＿＿＿

呼吸器

1 文章を読み、正しいものには〇、誤っているものには×を書きなさい。

（1） 喉頭の骨組みは軟骨で形成される。　　　　解答＿＿＿＿＿

（2） 扁桃は咽頭の起始部にある。　　　　解答＿＿＿＿＿

（3） 成人の気管はおよそ25cmである。　　　　解答＿＿＿＿＿

（4） 右の気管支は左に比べて太く短い。　　　　解答＿＿＿＿＿

（5） 鼻孔から喉頭までを気道という。　　　　解答＿＿＿＿＿

（6） 肺尖は鎖骨よりも若干下に位置する。　　　　解答＿＿＿＿＿

（7） 右肺は2葉、左肺は3葉からなる。　　　　解答＿＿＿＿＿

（8） 肺底と横隔膜にはさまれた空間を縦隔とよぶ。　　　　解答＿＿＿＿＿

（9） 気管支の先端には、成人で数千個の肺胞が形成される。　　　　解答＿＿＿＿＿

（10） 乳児よりも成人の方が肺胞の数は多い。　　　　解答＿＿＿＿＿

2 つぎの設問に答えなさい。

（1）気管が左右に分岐するのはどのあたりか。

1．第4〜5頸椎

2．第1〜2胸椎

3．第4〜5胸椎

4．第7〜8胸椎 　　　　　　　　　　　　　　　　　　　解答 ＿＿＿＿＿＿＿＿＿

（2）つぎの説明で正しいものはどれか。

1．横隔膜の上下運動による呼吸を胸式呼吸という。

2．成人の安静時の1回換気量は約150mlである。

3．気道で行われる空気の出入りを内呼吸という。

4．新生児の毎分呼吸数は40〜50回である。 　　　　解答 ＿＿＿＿＿＿＿＿＿

（3）つぎの説明で誤っているものはどれか。

1．血液に入った酸素はヘモグロビンと結合して運ばれる。

2．呼気では、酸素より二酸化炭素の方が多い。

3．吸息時には、胸郭と横隔膜が囲む容積は拡大する。

4．血液中の二酸化炭素濃度が上昇すると呼吸数は増加する。

解答 ＿＿＿＿＿＿＿＿＿

（4）1回換気量と予備吸気量と予備呼気量の総和はどれか。

1．肺活量

2．全肺気量

3．残気量

4．毎分肺換気量 　　　　　　　　　　　　　　　　　解答 ＿＿＿＿＿＿＿＿＿

第10回

人体の構造と機能⑩
消化管

1　文章を読み、正しいものには○、誤っているものには✕を書きなさい。

（1）食道には2か所の生理的狭窄部がある。

解答＿＿＿＿＿＿

（2）食道の上部は平滑筋性である。

解答＿＿＿＿＿＿

（3）胃の出口を噴門という。

解答＿＿＿＿＿＿

（4）一般的な成人の鼻腔から噴門までの長さは30cm程度である。

解答＿＿＿＿＿＿

（5）正常な胃液のpHは、7〜8である。

解答＿＿＿＿＿＿

（6）胃の内壁には絨毛とよばれるヒダが無数にある。

解答＿＿＿＿＿＿

（7）胃の最上部（頭部側）を胃底という。

解答＿＿＿＿＿＿

（8）小腸の起始部は十二指腸である。

解答＿＿＿＿＿＿

（9）十二指腸には膵液や胆汁が流入する。

解答＿＿＿＿＿＿

（10）栄養のほとんどは大腸で吸収される。

解答＿＿＿＿＿＿

2 つぎの設問に答えなさい。

（1）つぎのうち、三大唾液腺ではないものはどれか。

    1．耳下腺

    2．扁桃腺

    3．舌下腺

    4．顎下腺   解答 _____

（2）つぎのうち、胃の固有胃腺で分泌されないものはどれか。

    1．塩酸

    2．ペプシノゲン

    3．粘液

    4．セクレチン   解答 _____

（3）つぎのうち、大腸の部位ではないものはどれか。

    1．空腸

    2．盲腸

    3．直腸

    4．結腸   解答 _____

（4）つぎの説明で誤っているものはどれか。

    1．小腸は蠕動運動により食物を輸送する。

    2．胃の幽門部では括約筋が発達している。

    3．十二指腸液はアルカリ性である。

    4．成人では、小腸は1.6mほどの長さである。   解答 _____

肝臓・胆嚢・膵臓

1 文章を読み、正しいものには〇、誤っているものには×を書きなさい。

（1）成人の肝臓は、600gほどの重さになる。 解答＿＿＿＿＿＿

（2）肝臓は、腹腔の右上部に位置する。 解答＿＿＿＿＿＿

（3）肝臓は後腹膜器官である。 解答＿＿＿＿＿＿

（4）肝臓は、およそ50万個の肝細胞で構成される。 解答＿＿＿＿＿＿

（5）肝臓をなす細胞は非常に強い再生力をもつ。 解答＿＿＿＿＿＿

（6）胆嚢は、胆汁を濃縮させる。 解答＿＿＿＿＿＿

（7）血液中の胆汁が不足すると黄疸を引き起こす。 解答＿＿＿＿＿＿

（8）胆嚢は肝臓の背面に位置する。 解答＿＿＿＿＿＿

（9）成人では、膵臓の長さは約15cmである。 解答＿＿＿＿＿＿

（10）膵臓は、胃の前面に位置する器官である。 解答＿＿＿＿＿＿

2 つぎの設問に答えなさい。

（1）肝臓の機能として正しいものはどれか。

    1．脂肪の吸収

    2．ホルモンの代謝

    3．血漿タンパク質の分解

    4．胆汁の貯蔵　　　　　　　　　　　　　　　　解答 _____

（2）肝臓の機能ではないものはどれか。

    1．尿素の生成

    2．血液凝固因子の生成

    3．グリコーゲンの生成

    4．内因子の分泌　　　　　　　　　　　　　　　解答 _____

（3）膵リパーゼが分解するのはどれか。

    1．タンパク質

    2．脂肪

    3．糖質

    4．ビタミン　　　　　　　　　　　　　　　　　解答 _____

（4）膵アミラーゼが分解するのはどれか。

    1．タンパク質

    2．脂肪

    3．糖質

    4．ビタミン　　　　　　　　　　　　　　　　　解答 _____

第12回

人体の構造と機能⑫
泌尿器

1 文章を読み、正しいものには〇、誤っているものには✕を書きなさい。

（1）腎臓と膀胱をつなぐ管が尿道である。　　　　　　　　解答 _____

（2）男性では、膀胱は直腸の後ろ側に位置する。　　　　　解答 _____

（3）女性の尿道の長さは男性よりも短い。　　　　　　　　解答 _____

（4）腎臓は後腹膜器官である。　　　　　　　　　　　　　解答 _____

（5）成人では、腎臓1個の重さはおよそ400gである。　　　解答 _____

（6）左の腎臓は、右の腎臓よりもやや高い位置にある。　　解答 _____

（7）糸球体とボウマン嚢を合わせて腎錐体という。　　　　解答 _____

（8）ネフロンは、1個の腎臓につき約5,000個存在する。　　解答 _____

（9）原尿のうち、尿として体外へ排出されるのは1％程度である。　解答 _____

（10）正常な場合、糸球体では赤血球は濾過されない。　　　解答 _____

2 つぎの設問に答えなさい。

（1） 一般的な成人の膀胱の平均容量はどれか。

1．100ml

2．500ml

3．1,000ml

4．1,500ml　　　　　　　　　　　　　　　解答 ＿＿＿＿＿＿

（2） 膀胱や尿管の内壁でみられる上皮組織はどれか。

1．線毛上皮

2．重層扁平上皮

3．単層円柱上皮

4．移行上皮　　　　　　　　　　　　　　　解答 ＿＿＿＿＿＿

（3） 腎臓で産生される物質に含まれないものはどれか。

1．エリスロポエチン

2．活性型ビタミンD

3．アルドステロン

4．レニン　　　　　　　　　　　　　　　　解答 ＿＿＿＿＿＿

（4） 腎機能の指標となるのはどれか。

1．AST（GOT）

2．尿素窒素（BUN）

3．血清アミラーゼ

4．尿ビリルビン　　　　　　　　　　　　　解答 ＿＿＿＿＿＿

第13回

人体の構造と機能⑬
脳神経

1　文章を読み、正しいものには〇、誤っているものには✕を書きなさい。

（1）中枢神経系は脳と脊髄で構成される。　　　　　　　　　　　解答＿＿＿＿＿＿

（2）脊髄の最上部が延髄である。　　　　　　　　　　　　　　　解答＿＿＿＿＿＿

（3）脳の重量は、成人でおよそ800gにもなる。　　　　　　　　解答＿＿＿＿＿＿

（4）成人では、脊髄の長さはおよそ30cmである。　　　　　　　解答＿＿＿＿＿＿

（5）大脳の表層は灰白質である。　　　　　　　　　　　　　　　解答＿＿＿＿＿＿

（6）脳は髄膜とよばれる2層の膜で覆われている。　　　　　　　解答＿＿＿＿＿＿

（7）ヒトでは、大脳の新皮質が著しく発達している。　　　　　　解答＿＿＿＿＿＿

（8）延髄は、心臓や血管のはたらきを制御する中枢である。　　　解答＿＿＿＿＿＿

（9）サーカディアンリズムの周期は約12時間である。　　　　　解答＿＿＿＿＿＿

（10）神経細胞は、グリア細胞ともよばれる。　　　　　　　　　　解答＿＿＿＿＿＿

2 つぎの設問に答えなさい。

（1）言語中枢があるのはどれか。

1．大脳

2．小脳

3．延髄

4．橋　　　　　　　　　　　　　　　　　　　　解答＿＿＿＿＿＿＿

（2）体温調節の中枢があるのはどれか。

1．延髄

2．小脳

3．中脳

4．視床下部　　　　　　　　　　　　　　　　　解答＿＿＿＿＿＿＿

（3）嚥下や呼吸の中枢があるのはどれか。

1．延髄

2．小脳

3．中脳

4．視床下部　　　　　　　　　　　　　　　　　解答＿＿＿＿＿＿＿

（4）神経伝達物質ではないものはどれか。

1．アセチルコリン

2．ドパミン

3．アルブミン

4．ノルアドレナリン　　　　　　　　　　　　　解答＿＿＿＿＿＿＿

第 14 回

人体の構造と機能⑭
末梢神経

1 文章を読み、正しいものには〇、誤っているものには✕を書きなさい。

（1）末梢神経系は、体性神経と感覚神経に大別される。　　　解答＿＿＿＿＿＿

（2）体性神経は、骨格筋の運動を制御している。　　　解答＿＿＿＿＿＿

（3）感覚神経は、前根を通って脊髄に入る神経である。　　　解答＿＿＿＿＿＿

（4）運動神経は、遠心性神経ともよばれる。　　　解答＿＿＿＿＿＿

（5）自律神経は、自らの意思では制御できない神経である。　　　解答＿＿＿＿＿＿

（6）脳神経は、12対からなる。　　　解答＿＿＿＿＿＿

（7）動眼神経は、瞳孔や水晶体のはたらきを制御する。　　　解答＿＿＿＿＿＿

（8）顔面神経は味覚にも関与する脳神経である。　　　解答＿＿＿＿＿＿

（9）三叉神経が障害されると咀嚼の機能が阻害される。　　　解答＿＿＿＿＿＿

（10）舌の運動に関与するのは舌咽神経である。　　　解答＿＿＿＿＿＿

2 つぎの設問に答えなさい。

(1) つぎのうち、喉頭の運動を支配し、嚥下に関わる脳神経はどれか。

　　1．迷走神経

　　2．副神経

　　3．三叉神経

　　4．外転神経　　　　　　　　　　　　　　　　　　　解答 _____

(2) つぎのうち、心臓など胸腹部の内臓を支配する脳神経はどれか。

　　1．迷走神経

　　2．三叉神経

　　3．滑車神経

　　4．副神経　　　　　　　　　　　　　　　　　　　　解答 _____

(3) 交感神経の緊張状態を表すものはどれか。

　　1．瞳孔の収縮

　　2．気管支の収縮

　　3．唾液の分泌促進

　　4．末梢血管の収縮　　　　　　　　　　　　　　　　解答 _____

(4) 副交感神経の興奮を表すものはどれか。

　　1．消化管の運動抑制

　　2．膀胱の収縮

　　3．心拍数の増加

　　4．血圧の上昇　　　　　　　　　　　　　　　　　　解答 _____

感覚器

1 文章を読み、正しいものには〇、誤っているものには✕を書きなさい。

（1）閾値の低い感覚は、敏感だといえる。　　　　　　　　　解答＿＿＿＿＿

（2）視覚や聴覚は特殊感覚とよばれる。　　　　　　　　　　解答＿＿＿＿＿

（3）味覚の適合刺激は揮発性の化学物質である。　　　　　　解答＿＿＿＿＿

（4）痛みは順応が起こりにくい感覚である。　　　　　　　　解答＿＿＿＿＿

（5）水晶体は眼球において明暗調節を担う部分である。　　　解答＿＿＿＿＿

（6）光を感じ脳神経へと伝達するのが角膜である。　　　　　解答＿＿＿＿＿

（7）耳は聴覚のほかに平衡感覚も担う感覚器である。　　　　解答＿＿＿＿＿

（8）エクリン腺は、大汗腺ともよばれる。　　　　　　　　　解答＿＿＿＿＿

（9）メラニン細胞は、皮膚の表皮に存在する。　　　　　　　解答＿＿＿＿＿

（10）皮膚の真皮には、血管や神経は存在しない。　　　　　　解答＿＿＿＿＿

2 つぎの設問に答えなさい。

（1）表在感覚の受容器が存在する部位はどれか。

1．筋肉

2．関節

3．骨

4．皮膚　　　　　　　　　　　　　　　解答 _____

（2）眼球中膜を構成する部分ではないものはどれか。

1．強膜

2．脈絡膜

3．毛様体

4．虹彩　　　　　　　　　　　　　　　解答 _____

（3）内耳を構成する部分ではないものはどれか。

1．前庭

2．鼓室

3．半規管

4．蝸牛　　　　　　　　　　　　　　　解答 _____

（4）皮膚の最も外側にあたる部分はどれか。

1．基底層

2．皮下組織

3．角質層

4．真皮　　　　　　　　　　　　　　　解答 _____

第16回

人体の構造と機能⑯
内分泌器官とホルモン①

1 文章を読み、正しいものには○、誤っているものには×を書きなさい。

（1）導管という管をもつのが内分泌腺の特徴である。

解答＿＿＿＿＿＿

（2）ホルモンは血液によって全身に運ばれる。

解答＿＿＿＿＿＿

（3）ホルモンによる情報伝達は、神経系の情報伝達速度に比べて
　　　早い。

解答＿＿＿＿＿＿

（4）視床下部のホルモン分泌は下垂体による制御を受ける。

解答＿＿＿＿＿＿

（5）卵胞刺激ホルモン（FSH）は、卵巣から分泌される。

解答＿＿＿＿＿＿

（6）バソプレシンは腎臓から分泌されるホルモンである。

解答＿＿＿＿＿＿

（7）サイロキシンは甲状腺から分泌される。

解答＿＿＿＿＿＿

（8）エリスロポエチンは腎臓が分泌するホルモンである。

解答＿＿＿＿＿＿

（9）ノルアドレナリンは血圧を低下させる作用をもつ。

解答＿＿＿＿＿＿

（10）アンドロゲンは男子の第二次性徴の発現に関与する。

解答＿＿＿＿＿＿

2 つぎの設問に答えなさい。

(1) つぎのうち、ホルモンを分泌する内分泌器官はどれか。

1. 胸腺
2. 乳腺
3. 涙腺
4. 唾液腺　　　　　　　　　　　　　　　　　解答 _____

(2) つぎのうち、性腺ホルモンではないものはどれか。

1. テストステロン
2. プロゲステロン
3. プロラクチン
4. エストロゲン　　　　　　　　　　　　　　解答 _____

(3) アルドステロンについての説明で誤っているものはどれか。

1. 腎臓の尿細管に作用する。
2. ナトリウムの排泄を促進する。
3. 血圧を上昇させる機構を発現させる。
4. 副腎皮質ホルモンのひとつである。　　　　解答 _____

(4) インスリンについての説明で正しいものはどれか。

1. 標的器官は肝細胞や筋である。
2. 分泌が不足すると血糖値が低下する。
3. グリコーゲンの合成を抑える。
4. メラトニンと作用が拮抗する。　　　　　　解答 _____

第17回

人体の構造と機能⑰
内分泌器官とホルモン②

実施日　　月　　日

正解：　／14問

制限時間 5分

1 文章を読み、正しいものには○、誤っているものには✕を書きなさい。

（1）前立腺はホルモンを分泌する内分泌器官である。

解答＿＿＿＿＿＿

（2）精巣にはホルモン分泌機能がある。

解答＿＿＿＿＿＿

（3）バソプレシンは利尿を促進するはたらきをもつ。

解答＿＿＿＿＿＿

（4）メラトニンは下垂体から分泌される。

解答＿＿＿＿＿＿

（5）カルシトニンは、血中のカルシウム濃度を抑えるはたらきをもつ。

解答＿＿＿＿＿＿

（6）インスリンはランゲルハンス島A細胞から分泌される。

解答＿＿＿＿＿＿

（7）グルカゴンは血糖値を上昇させる作用をもつ。

解答＿＿＿＿＿＿

（8）パラソルモンはカルシトニンの作用と拮抗する。

解答＿＿＿＿＿＿

（9）糖質コルチコイドは、副腎皮質ホルモンの一つである。

解答＿＿＿＿＿＿

（10）アルドステロンは、電解質の代謝を調節するホルモンである。

解答＿＿＿＿＿＿

2 つぎの設問に答えなさい。

（1）つぎのうち、ストレス下で分泌されるホルモンはどれか。

　　1．カルシトニン

　　2．バソプレシン

　　3．エリスロポエチン

　　4．アドレナリン　　　　　　　　　　　　　　　　解答＿＿＿＿＿＿＿

（2）下垂体前葉ホルモンではないものはどれか。

　　1．成長ホルモン

　　2．オキシトシン

　　3．副腎皮質刺激ホルモン

　　4．甲状腺刺激ホルモン　　　　　　　　　　　　　解答＿＿＿＿＿＿＿

（3）過剰に分泌されるとバセドウ病を引き起こすのはどれか。

　　1．副腎皮質ホルモン

　　2．甲状腺ホルモン

　　3．副甲状腺ホルモン

　　4．性腺ホルモン　　　　　　　　　　　　　　　　解答＿＿＿＿＿＿＿

（4）アドレナリンの作用として誤っているものはどれか。

　　1．血管を収縮させる。

　　2．心臓の収縮力を増強させる。

　　3．心拍数を増加させる。

　　4．血糖値を上昇させる。　　　　　　　　　　　　解答＿＿＿＿＿＿＿

人体の構造と機能⑱
男性生殖器

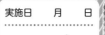

1 文章を読み、正しいものには〇、誤っているものには✕を書きなさい。

（1）精巣は、精嚢の内部に収まっている。　　解答＿＿＿＿＿＿

（2）精巣は、左右1対の器官である。　　解答＿＿＿＿＿＿

（3）精嚢は、左右1対の器官である。　　解答＿＿＿＿＿＿

（4）前立腺は膀胱の上部に位置する。　　解答＿＿＿＿＿＿

（5）精子となる細胞は38℃程度で成熟する。　　解答＿＿＿＿＿＿

（6）精子の産生は、50歳ごろに終了する。　　解答＿＿＿＿＿＿

（7）精子は核をもたない細胞である。　　解答＿＿＿＿＿＿

（8）尿道は、陰茎内を通行する。　　解答＿＿＿＿＿＿

（9）尿道球腺は、バルトリン腺ともよばれる。　　解答＿＿＿＿＿＿

（10）尿道球腺は、内分泌機能をもつ。　　解答＿＿＿＿＿＿

2 つぎの設問に答えなさい。

（1）精子がつくられるのは精巣のどの部分か。

　　　1．射精管

　　　2．精巣上体管

　　　3．精管

　　　4．精細管　　　　　　　　　　　　　　　　　解答 _____

（2）前立腺のはたらきとして正しいものはどれか。

　　　1．精祖細胞を成熟させる

　　　2．精子の貯蔵

　　　3．精子を活性化する液の分泌

　　　4．男性ホルモンの産生　　　　　　　　　　　解答 _____

（3）精巣に存在し、テストステロンを産生する細胞はどれか。

　　　1．セルトリ細胞

　　　2．ライディッヒ細胞

　　　3．線毛上皮細胞

　　　4．精祖細胞　　　　　　　　　　　　　　　　解答 _____

（4）つぎのうち、男性生殖器の付属生殖腺に含まれないものはどれか。

　　　1．前立腺

　　　2．精嚢

　　　3．尿道球腺

　　　4．海綿体　　　　　　　　　　　　　　　　　解答 _____

第19回

人体の構造と機能⑲
女性生殖器

1 文章を読み、正しいものには〇、誤っているものには✕を書きなさい。

（1）子宮は、膀胱の下側に位置する。　　　　　　　　　　解答＿＿＿＿＿＿＿

（2）通常、子宮は体軸に対して背側に後傾している。　　　解答＿＿＿＿＿＿＿

（3）子宮において、膣と接続する部分を子宮底という。　　解答＿＿＿＿＿＿＿

（4）子宮壁は3層からなる。　　　　　　　　　　　　　　解答＿＿＿＿＿＿＿

（5）ダグラス窩は、子宮と直腸の間のくぼみをいう。　　　解答＿＿＿＿＿＿＿

（6）膣は、尿道より背側に位置する。　　　　　　　　　　解答＿＿＿＿＿＿＿

（7）一般的な成人女性では、膣は7cmほどの長さである。　解答＿＿＿＿＿＿＿

（8）卵巣は、内分泌機能をもつ。　　　　　　　　　　　　解答＿＿＿＿＿＿＿

（9）卵管は、分娩の際には産道となる。　　　　　　　　　解答＿＿＿＿＿＿＿

（10）外尿道口は、膣口よりも上（腹側）に位置する。　　　解答＿＿＿＿＿＿＿

2 つぎの設問に答えなさい。

（1）卵管のうち、最も卵巣に近い部分はどれか。

    1．卵管膨大部

    2．卵管采

    3．卵管子宮部

    4．卵管峡部　　　　　　　　　　　　　　　　解答＿＿＿＿＿＿＿

（2）つぎのうち、女性の外陰部に含まれないものはどれか。

    1．恥丘

    2．陰核

    3．大陰唇

    4．腟　　　　　　　　　　　　　　　　　　解答＿＿＿＿＿＿＿

（3）大前庭腺についての説明で誤っているものはどれか。

    1．アルカリ性の粘液を分泌する。

    2．男性生殖器の尿道球腺にあたる器官である。

    3．外子宮口に存在する。

    4．内分泌機能はもたない。　　　　　　　　解答＿＿＿＿＿＿＿

（4）腟に常在し、腟内を酸性に保つはたらきをもつのはどれか。

    1．デーデルライン桿菌

    2．リゾチーム

    3．黄色ブドウ球菌

    4．マクロファージ　　　　　　　　　　　　解答＿＿＿＿＿＿＿

第20回

症状と看護①
チアノーゼ・貧血

1 文章を読み、正しいものには〇、誤っているものには✕を書きなさい。

（1）血中オキシヘモグロビンの増加は、チアノーゼを引き起こす。　解答

（2）血中二酸化炭素分圧の上昇により、チアノーゼが出現する。　解答

（3）チアノーゼの際、皮膚の色は赤っぽくなる。　解答

（4）血中酸素分圧の低下は、チアノーゼを引き起こす。　解答

（5）貧血の患者では、チアノーゼが出現しやすくなる。　解答

（6）チアノーゼの出現は、爪床でも確認される。　解答

（7）貧血とは、血液中のアルブミンの量が減っている状態をいう。　解答

（8）鉄欠乏性貧血では、症状として動悸がみられる。　解答

（9）赤血球のみ減少するのが再生不良性貧血の特徴である。　解答

（10）鉄欠乏性貧血は、女性よりも男性で起こりやすい。　解答

2 つぎの設問に答えなさい。

（1）チアノーゼを最も観察しやすいのはどれか。

　　1．耳介

　　2．頭皮

　　3．眼球

　　4．口唇　　　　　　　　　　　　　　　　　　解答＿＿＿＿＿＿

（2）チアノーゼの際に増加しているのはどれか。

　　1．直接ビリルビン

　　2．間接ビリルビン

　　3．酸素化ヘモグロビン

　　4．脱酸素化ヘモグロビン　　　　　　　　　　解答＿＿＿＿＿＿

（3）貧血の診断に用いられるのはどれか。

　　1．血糖値

　　2．ヘモグロビン濃度

　　3．C反応性蛋白値

　　4．尿酸値　　　　　　　　　　　　　　　　　解答＿＿＿＿＿＿

（4）悪性貧血を引き起こすのはどれか。

　　1．葉酸の過剰摂取

　　2．月経による出血過多

　　3．胃の切除

　　4．ビタミンAの不足　　　　　　　　　　　　解答＿＿＿＿＿＿

1 文章を読み、正しいものには〇、誤っているものには×を書きなさい。

（1）血液のpH7.34は、正常範囲とされる。　　解答

（2）アシドーシスでは、血漿中の水素イオン濃度は低下する。　　解答

（3）脱水により、ヘマトクリット値は上昇する。　　解答

（4）気管支喘息では、呼吸性アシドーシスが起こる。　　解答

（5）激しい下痢は、アルカローシスを引き起こす。　　解答

（6）慢性的な低血糖が糖尿病である。　　解答

（7）低血糖では、急激な発熱がみられる。　　解答

（8）低血糖が現れたときには、食事をしてはいけない。　　解答

（9）低血糖が重症化すると、深い昏睡が出現することがある。　　解答

（10）低血糖では、交感神経症状が現れないこともある。　　解答

2 つぎの設問に答えなさい。

（1）高カリウム血症を引き起こすのはどれか。

　　　1．アルドステロンの分泌不足

　　　2．アルドステロンの過剰分泌

　　　3．カルシトニンの分泌不足

　　　4．カルシトニンの過剰分泌　　　　　　　　　　　　　　　解答 ＿＿＿＿＿

（2）低血糖の症状または所見はどれか。

　　　1．口渇

　　　2．発汗

　　　3．多尿

　　　4．徐脈　　　　　　　　　　　　　　　　　　　　　　　　解答 ＿＿＿＿＿

（3）低血糖により分泌が促進されるホルモンはどれか。

　　　1．副腎皮質刺激ホルモン

　　　2．甲状腺ホルモン

　　　3．アルドステロン

　　　4．テストステロン　　　　　　　　　　　　　　　　　　　解答 ＿＿＿＿＿

（4）副作用として低血糖症状を起こす可能性があるのはどれか。

　　　1．ジゴキシン

　　　2．フェニトイン

　　　3．ワルファリン

　　　4．インスリン　　　　　　　　　　　　　　　　　　　　　解答 ＿＿＿＿＿

第22回 症状と看護③
体液と循環の異常

1 文章を読み、正しいものには○、誤っているものには✕を書きなさい。

（1）水欠乏性脱水では、尿量の低下がみられる。　　　　　解答＿＿＿＿＿

（2）粘膜の乾燥は脱水の徴候の一つである。　　　　　　　解答＿＿＿＿＿

（3）大量の脱水はショックを引き起こすことがある。　　　解答＿＿＿＿＿

（4）神経原性ショックは特定の抗原により生じるアレルギー反応
　　　で起こる。　　　　　　　　　　　　　　　　　　　解答＿＿＿＿＿

（5）出血性ショックでは、皮膚の紅潮がみられる。　　　　解答＿＿＿＿＿

（6）ショックでは、血圧の急激な上昇が特徴的である。　　解答＿＿＿＿＿

（7）ショックの症状として、頻脈や乏尿がみられる。　　　解答＿＿＿＿＿

（8）局所で動脈血が過剰になった状態をうっ血という。　　解答＿＿＿＿＿

（9）虚血は局所性貧血ともよばれる状態である。　　　　　解答＿＿＿＿＿

（10）浮腫は、生命の危機に関わる場合もある。　　　　　　解答＿＿＿＿＿

2 つぎの設問に答えなさい。

（1）局所の動脈血の減少により細胞が壊死する状態を何というか。

　　1．充血

　　2．塞栓

　　3．梗塞

　　4．浮腫　　　　　　　　　　　　　　　　　　　　解答＿＿＿＿＿＿＿＿

（2）心原性ショックで直ちに起こる徴候はどれか。

　　1．体温の上昇

　　2、血圧の上昇

　　3．脈拍数の増加

　　4．尿量の増加　　　　　　　　　　　　　　　　　解答＿＿＿＿＿＿＿＿

（3）全身性浮腫で起こる変化はどれか。

　　1．体重増加

　　2．色素沈着

　　3．眼球突出

　　4．食欲亢進　　　　　　　　　　　　　　　　　　解答＿＿＿＿＿＿＿＿

（4）つぎのうち、浮腫が生じやすいのはどれか。

　　1．熱中症

　　2．甲状腺機能亢進症

　　3．過剰な運動

　　4．低栄養　　　　　　　　　　　　　　　　　　　解答＿＿＿＿＿＿＿＿

第23回

症状と看護④
血圧・脈拍・体温の異常

実施日　　月　　日

正解：　　／14問

制限時間
5分

1 文章を読み、正しいものには〇、誤っているものには✕を書きなさい。

（1）成人の血圧が122／92mmHgの場合、高血圧と判断される。　解答＿＿＿＿＿

（2）収縮期血圧が120未満かつ拡張期血圧が80未満を至適血圧とする。　解答＿＿＿＿＿

（3）収縮期血圧が144、拡張期血圧が82は、正常高値血圧である。　解答＿＿＿＿＿

（4）安静時の成人で脈拍116回／分は正常範囲である。　解答＿＿＿＿＿

（5）成人において、毎分60回以下の脈拍を徐脈という。　解答＿＿＿＿＿

（6）健常成人の脈圧として、50mmHgは正常値である。　解答＿＿＿＿＿

（7）心室細動は、徐脈性の不整脈である。　解答＿＿＿＿＿

（8）通常、体温は起床時が最も高い。　解答＿＿＿＿＿

（9）38℃以上の高熱で1日の高低差が1℃以内の発熱を弛張熱という。　解答＿＿＿＿＿

（10）高熱と平熱が周期的に現れる発熱を間欠熱という。　解答＿＿＿＿＿

2 つぎの設問に答えなさい。

（1）電気的除細動の適応となる不整脈はどれか。

    1．脚ブロック

    2．房室ブロック

    3．心室細動

    4．期外収縮　　　　　　　　　　　　　　　　解答 _____

（2）最も緊急性の高い不整脈はどれか。

    1．心室細動

    2．心房細動

    3．Ⅰ度房室ブロック

    4．完全右脚ブロック　　　　　　　　　　　　解答 _____

（3）徐脈性の不整脈で起こりやすいのはどれか。

    1．失明

    2．失神

    3．失語

    4．失認　　　　　　　　　　　　　　　　　　解答 _____

（4）つぎのうち、低体温が起こるのはどれか。

    1．尿崩症

    2．褐色細胞腫

    3．クッシング症候群

    4．甲状腺機能低下症　　　　　　　　　　　　解答 _____

呼吸器の異常・呼吸困難

1 文章を読み、正しいものには○、誤っているものには✕を書きなさい。

（1）肺がんと喫煙は、強い因果関係が認められる。　　　解答＿＿＿＿＿

（2）乾酪壊死は、肺結核による炎症の特徴である。　　　解答＿＿＿＿＿

（3）喀痰を伴わない咳嗽を湿性咳嗽という。　　　解答＿＿＿＿＿

（4）気管支喘息では、気道が拡張し過呼吸になる。　　　解答＿＿＿＿＿

（5）ヒュー・ジョーンズの分類は、呼吸困難の重症度を5段階に
　　　分類する。　　　解答＿＿＿＿＿

（6）1秒率が90％を下回るとき、COPDが疑われる。　　　解答＿＿＿＿＿

（7）呼吸困難がある患者にとって、ファウラー位は禁忌である。　　　解答＿＿＿＿＿

（8）起座位は、呼吸困難がある患者にとって安楽な体位である。　　　解答＿＿＿＿＿

（9）成人の安静時における呼吸数14回／分は正常範囲である。　　　解答＿＿＿＿＿

（10）安静時の成人で、呼吸数25回／分は頻呼吸とされる。　　　解答＿＿＿＿＿

2 つぎの設問に答えなさい。

（1）更衣で息切れする場合は、MRC息切れスケールではどれになるか。
1．グレード1
2．グレード3
3．グレード5
4．グレード7

解答 _____

（2）COPDの原因として最も関係する生活習慣はどれか。
1．運動不足
2．偏食
3．喫煙
4．飲酒

解答 _____

（3）呼吸困難とはどれか。
1．息苦しさの自覚
2．動脈血酸素分圧の低下
3．脈拍数の増加
4．経皮的動脈血酸素飽和度の低下

解答 _____

（4）異常な呼吸音のうち、高調性連続性副雑音はどれか。
1．いびきのような音（類鼾音）
2．耳元で髪をねじるような音（捻髪音）
3．ストローで水に空気を吹き込むような音（水泡音）
4．笛のような音（笛声音）

解答 _____

第25回

症状と看護⑥
消化器系の異常・黄疸

実施日　　月　　日

制限時間 5分

正解：　／ 9 問

1 つぎの設問に答えなさい。

（1）頻回の嘔吐で起こりやすいのはどれか。

　　1．貧血

　　2．脱水

　　3．アシドーシス

　　4．低体温　　　　　　　　　　　　　　　　　　解答＿＿＿＿＿＿＿

（2）臥床患者の嘔吐直後の対応で適切なのはどれか。

　　1．下肢を挙上する。

　　2．胸部を叩打する。

　　3．側臥位にする。

　　4．腹部をマッサージする。　　　　　　　　　　解答＿＿＿＿＿＿＿

（3）胃潰瘍の患者にみられる少量の吐血の特徴はどれか。

　　1．コーヒー残渣様

　　2．アルカリ性

　　3．泡沫状

　　4．アンモニア臭　　　　　　　　　　　　　　　解答＿＿＿＿＿＿＿

（4）潰瘍性大腸炎の特徴で誤っているものはどれか。

　　1．直腸に好発する。

　　2．遺伝性である。

　　3．大腸がんの危険因子となる。

　　4．水溶性の血便がみられる。　　　　　　　　　解答＿＿＿＿＿＿＿

（5）肝障害の指標となる血液生化学検査の項目はどれか。

   1．ALT（GPT）

   2．CRP

   3．尿素窒素

   4．アミラーゼ　　　　　　　　　　　　　　　　　　解答
_____

（6）胆汁が混入していることを示す吐物の色はどれか。

   1．白

   2．緑

   3．赤

   4．黒　　　　　　　　　　　　　　　　　　　　　　解答
_____

（7）黄疸を最も認めやすい部位はどれか。

   1．爪床

   2．口唇

   3．耳朶

   4．眼球結膜　　　　　　　　　　　　　　　　　　　解答
_____

（8）血中濃度が上昇すると黄疸になるのはどれか。

   1．クレアチニン

   2．グルコース

   3．総コレステロール

   4．ビリルビン　　　　　　　　　　　　　　　　　　解答
_____

（9）黄疸のある患者に起こりやすい症状ではないものはどれか。

   1．掻痒感

   2．発熱や腹痛

   3．色覚の異常

   4．茶色っぽい尿　　　　　　　　　　　　　　　　　解答
_____

第26回

症状と看護⑦
出血・喀血・吐血・下血

実施日　　月　　日

正解：　／14問

制限時間 5分

1 文章を読み、正しいものには〇、誤っているものには✕を書きなさい。

（1）血液中の全成分が体外へ出ることを出血という。　　　　　解答＿＿＿＿＿＿

（2）出血が起きると、出血部位に赤血球が凝集する。　　　　　解答＿＿＿＿＿＿

（3）一次止血は、白血球による作用である。　　　　　　　　　解答＿＿＿＿＿＿

（4）出血傾向を把握するには、血糖値を調べる。　　　　　　　解答＿＿＿＿＿＿

（5）プロトロンビン時間の検査は、出血傾向の把握に有効である。　解答＿＿＿＿＿＿

（6）紫斑は、皮下での出血を表す症状である。　　　　　　　　解答＿＿＿＿＿＿

（7）胃や食道で出血した血液を口から吐き出すことを吐血という。　解答＿＿＿＿＿＿

（8）頭蓋内での出血は、喀血となって現れる。　　　　　　　　解答＿＿＿＿＿＿

（9）十二指腸からの出血による下血では、便は黒色となる。　　解答＿＿＿＿＿＿

（10）直腸からの出血による下血では、便は鮮紅色である。　　　解答＿＿＿＿＿＿

2 つぎの設問に答えなさい。

（1）下血がみられる疾患はどれか。

　　1．肝嚢胞

　　2．卵巣癌

　　3．大腸癌

　　4．腎盂腎炎　　　　　　　　　　　　　　　　解答 _____

（2）血尿によって最も疑われる疾患はどれか。

　　1．痔核

　　2．クローン病

　　3．潰瘍性大腸炎

　　4．前立腺肥大症　　　　　　　　　　　　　　解答 _____

（3）ビタミンCの欠乏によって出血傾向となる疾患はどれか。

　　1．血友病

　　2．壊血病

　　3．白血病

　　4．再生不良性貧血　　　　　　　　　　　　　解答 _____

（4）出血傾向を考慮し手術前に投与の中止を検討するのはどれか。

　　1．アドレナリン

　　2．バンコマイシン

　　3．テオフィリン

　　4．ワルファリン　　　　　　　　　　　　　　解答 _____

第27回

症状と看護⑧
痛み・けいれん

1 つぎの設問に答えなさい。

（1）胸痛を訴えるのはつぎのうちどれか。
1．髄膜炎
2．メニエール病
3．腎結石
4．急性心筋梗塞

解答＿＿＿＿＿＿

（2）マックバーネー点の圧痛を特徴とする疾患はどれか。
1．胃潰瘍
2．急性膵炎
3．急性虫垂炎
4．子宮内膜症

解答＿＿＿＿＿＿

（3）ランツ点の圧痛を特徴とする疾患はどれか。
1．胃潰瘍
2．急性膵炎
3．急性虫垂炎
4．尿管結石症

解答＿＿＿＿＿＿

（4）突発的な激しい背部痛で最も疑われるのはどれか。
1．脳梗塞
2．脳出血
3．肺炎
4．急性大動脈解離

解答＿＿＿＿＿＿

（5）発作性の胸内苦悶を伴う胸痛で、もっとも疑うべきものはどれか。

    1．狭心症

    2．心筋炎

    3．肋間神経痛

    4．逆流性食道炎　　　　　　　　　　　　　　　解答 ＿＿＿＿＿

（6）空腹時の腹痛を特徴とする疾患はどれか。

    1．虫垂炎

    2．胆石症

    3．十二指腸潰瘍

    4．イレウス　　　　　　　　　　　　　　　　　解答 ＿＿＿＿＿

（7）右季肋部の疝痛発作を特徴とする疾患はどれか。

    1．胃癌

    2．胆石症

    3．腸閉塞

    4．十二指腸潰瘍　　　　　　　　　　　　　　　解答 ＿＿＿＿＿

（8）急性の頭痛を起こす可能性が高いものはどれか。

    1．緑内障

    2．複視

    3．外斜視

    4．眼瞼下垂　　　　　　　　　　　　　　　　　解答 ＿＿＿＿＿

（9）全身性のけいれん発作時の対応で優先するのはどれか。

    1．気道の確保

    2．静脈路の確保

    3．AEDの使用

    4．四肢の固定　　　　　　　　　　　　　　　　解答 ＿＿＿＿＿

第28回

主要疾患と看護①
感染症

1 文章を読み、正しいものには〇、誤っているものには×を書きなさい。

（1）HIV感染症は、経口感染で発症する。　　　　　　　　　　解答 _____

（2）肺結核は、空気感染で発症することはない。　　　　　　　解答 _____

（3）疥癬は、おもに経口感染により発症する。　　　　　　　　解答 _____

（4）A型肝炎は、経口感染で発症することがある。　　　　　　解答 _____

（5）B型肝炎は、血液感染により起こる。　　　　　　　　　　解答 _____

（6）C型肝炎は、経口感染する肝炎である。　　　　　　　　　解答 _____

（7）A型肝炎が肝臓がんに移行することはまれである。　　　　解答 _____

（8）インフルエンザは血液感染により発症する。　　　　　　　解答 _____

（9）コレラは飛沫感染により発症する。　　　　　　　　　　　解答 _____

（10）ロタウイルスは、おもに経口感染により発症する。　　　　解答 _____

2 つぎの設問に答えなさい。

（1）つぎのうち、日和見感染症はどれか。

1. インフルエンザ
2. ニューモシスチス肺炎
3. マイコプラズマ肺炎
4. 麻疹   解答 _____

（2）つぎのうち、空気感染するものはどれか。

1. メチシリン耐性黄色ブドウ球菌
2. 腸管出血性大腸菌
3. ヒト免疫不全ウイルス（HIV）
4. 麻疹ウイルス   解答 _____

（3）ウイルスの感染により発症するものはどれか。

1. 鉄欠乏性貧血
2. 再生不良性貧血
3. 成人Ｔ細胞白血病（ALT）
4. 血友病   解答 _____

（4）感染による食中毒の原因にならないものはどれか。

1. レジオネラ
2. カンピロバクター
3. ノロウイルス
4. O-157   解答 _____

第29回

主要疾患と看護②
先天性疾患

1 文章を読み、正しいものには〇、誤っているものには✕を書きなさい。

（1）先天異常はすべて親の遺伝子や染色体の異常が原因である。

解答＿＿＿＿＿

（2）妊娠初期（妊娠3〜8週頃）に起こる臓器形成異常を胎芽病
　　　という。

解答＿＿＿＿＿

（3）劣性（潜性）遺伝は、両親どちらか一方の遺伝子異常があれば
　　　発症する。

解答＿＿＿＿＿

（4）血友病は伴性劣性遺伝病の一つである。

解答＿＿＿＿＿

（5）デュシェンヌ型筋ジストロフィーは、男性だけにみられる。

解答＿＿＿＿＿

（6）トリソミーとは、染色体が通常より1本少ない状態をいう。

解答＿＿＿＿＿

（7）ターナー症候群では、二次性徴の欠如や無月経などがみられる。

解答＿＿＿＿＿

（8）フェニルケトン尿症は、常染色体優性遺伝病である。

解答＿＿＿＿＿

（9）エドワーズ症候群は、女児に多くみられる染色体異常である。

解答＿＿＿＿＿

（10）クラインフェルター症候群は、男性のみにみられる
　　　染色体異常である。

解答＿＿＿＿＿

2 つぎの設問に答えなさい。

（1）つぎのうち、先天性疾患ではないものはどれか。

1．ファロー四徴症

2．重症筋無力症

3．心房中隔欠損症

4．クレチン症 解答 _____

（2）つぎのうち、常染色体劣性遺伝病はどれか。

1．ハンチントン病

2．マルファン症候群

3．フェニルケトン尿症

4．色素失調症 解答 _____

（3）つぎのうち、18トリソミーともよばれるのはどれか。

1．エドワーズ症候群

2．パトー症候群

3．ターナー症候群

4．5P－症候群 解答 _____

（4）ダウン症候群に関する説明で誤っているものはどれか。

1．21トリソミーともよばれる染色体異常である。

2．低身長や小頭が特徴である。

3．母親の年齢とダウン症候群の発症には関連性がある。

4．新生児のおよそ10,000人に1人の割合でみられる。 解答 _____

第30回

主要疾患と看護③
精神疾患

1 文章を読み、正しいものには〇、誤っているものには✕を書きなさい。

（1）日本では、統合失調症は約100人に1人の割合でみられる。　　解答＿＿＿＿＿

（2）統合失調症は、とくに高齢者に多くみられる。　　解答＿＿＿＿＿

（3）統合失調症の陽性症状として、感情鈍麻がみられる。　　解答＿＿＿＿＿

（4）幻覚や妄想は、統合失調症の陰性症状である。　　解答＿＿＿＿＿

（5）破瓜型の統合失調症は、思春期に多く発症する。　　解答＿＿＿＿＿

（6）うつ病の治療には、薬物療法が用いられる。　　解答＿＿＿＿＿

（7）うつ病では、多くの場合夕方に症状が強まる傾向がある。　　解答＿＿＿＿＿

（8）神経性食欲不振症は、30代の男性に多くみられる。　　解答＿＿＿＿＿

（9）心的外傷後ストレス障害は、多くの場合数日間で症状が
消失する。　　解答＿＿＿＿＿

（10）心的外傷後ストレス障害は、特定の性格をもった人に起こり
やすい。　　解答＿＿＿＿＿

2 つぎの設問に答えなさい。

（1）ブロイラーのいう統合失調症の4つの基本症状に含まれないものはどれか。

1. 連合弛緩
2. 睡眠障害
3. 感情障害
4. 両価性

解答 _____

（2）うつ病に関する説明で誤っているものはどれか。

1. 発症の初期と回復期に自殺企図が多くみられる。
2. 励ますような声がけをすることが大事である。
3. 睡眠障害が症状として現れる。
4. 責任感の強い人に起こりやすい。

解答 _____

（3）典型的なうつ病の症状はどれか。

1. 感情失禁
2. 理由のない爽快感
3. 興味と喜びの喪失
4. 幻聴や幻視

解答 _____

（4）神経性食欲不振症の症状または所見はどれか。

1. 過多月経
2. 発熱
3. 高血圧
4. 徐脈

解答 _____

第31回

主要疾患と看護④　**がん**

1 文章を読み、正しいものには〇、誤っているものには✕を書きなさい。

（1） がん対策基本法は、がん治療の無償化を目的としている。　　　　解答 _____

（2） 喫煙は、肺がんに罹患するリスクを上げる。　　　　解答 _____

（3） がんは遺伝により発症することもある。　　　　解答 _____

（4） 良性腫瘍も悪性腫瘍もがんとよばれる。　　　　解答 _____

（5） 上皮性の悪性腫瘍を肉腫とよぶ。　　　　解答 _____

（6） 圧排性増殖は、良性腫瘍と悪性腫瘍の両方でみられる。　　　　解答 _____

（7） 良性腫瘍に比べ、悪性腫瘍の細胞は異型性が高い。　　　　解答 _____

（8） 病状の進行が速い胃がんを早期胃がんとよぶ。　　　　解答 _____

（9） ウィルヒョウ転移は、リンパ行性転移である。　　　　解答 _____

（10） ヒトパピローマウイルスは、子宮頸がんの原因となる。　　　　解答 _____

2 つぎの設問に答えなさい。

（1）良性腫瘍と比較して悪性腫瘍でみられる特徴はどれか。

1．周囲組織には浸潤しない。

2．増殖速度は比較的緩やかである。

3．被膜がある。

4．遠隔転移する。 　　　　　　　　　　　解答 _____

（2）肝細胞癌に特徴的な腫瘍マーカーはどれか。

1．PSA

2．AFP

3．CA19-9

4．CEA 　　　　　　　　　　　　　　　解答 _____

（3）シュニッツラー転移とは、どのような転移をいうか。

1．胃がんがダグラス窩に播種性転移すること。

2．胃がんが左鎖骨上窩リンパ節へ転移すること。

3．胃がんが卵巣へ転移すること。

4．胃がんが肝臓に転移すること。 　　　　解答 _____

（4）がんの進行度を示すTNM分類の評価項目でないものはどれか。

1．遠隔臓器への転移はあるか。

2．周囲のリンパ節に転移しているか。

3．腫瘍がどのくらいの大きさになっているか。

4．患者の体重がどれくらい減少しているか。 　解答 _____

第32回

主要疾患と看護⑤
糖尿病

実施日	月	日

正解： ／ **14** 問

制限時間 **5**分

1 文章を読み、正しいものには〇、誤っているものには×を書きなさい。

（1） 膵臓のランゲルハンス島B細胞の破壊に起因するのが
2型糖尿病である。　　　　　　　　　　　解答＿＿＿＿＿＿

（2） 糖尿病患者の多くは2型糖尿病である。　　解答＿＿＿＿＿＿

（3） 糖尿病になると、創傷の治癒も遅延しやすくなる。　解答＿＿＿＿＿＿

（4） 糖尿病の特徴的な症状として、乏尿や無尿がみられる。　解答＿＿＿＿＿＿

（5） 75g経口ブドウ糖負荷試験では6時間値により糖尿病型を
判定する。　　　　　　　　　　　　　　　解答＿＿＿＿＿＿

（6） 早朝空腹時の血糖値が100mg ／ dl以上は糖尿病型とされる。　解答＿＿＿＿＿＿

（7） 随時血糖値が200mg ／ dl以上の場合は、糖尿病型と診断
される。　　　　　　　　　　　　　　　　解答＿＿＿＿＿＿

（8） 糖尿病の治療には、運動療法はあまり効果がみられない。　解答＿＿＿＿＿＿

（9） 糖尿病の治療では、インスリンの分泌を抑える薬物を用いる。　解答＿＿＿＿＿＿

（10） 1型糖尿病では、薬物による治療が必須である。　解答＿＿＿＿＿＿

2 つぎの設問に答えなさい。

（1）糖尿病の診断指標となるのはどれか。

1．尿酸値
2．赤血球沈降速度
3．HbA$_1$C
4．BMI

解答 _____

（2）糖尿病の血糖コントロールの指標となる検査値はどれか。

1．グリコヘモグロビン
2．総ビリルビン
3．総コレステロール
4．クレアチニンクリアランス

解答 _____

（3）糖尿病の三大合併症でないのはどれか。

1．肝硬変
2．腎障害
3．網膜症
4．神経障害

解答 _____

（4）2型糖尿病の食事療法で1日のエネルギー摂取量の算出に必要なのはどれか。

1．体温
2．標準体重
3．腹囲
4．体表面積

解答 _____

1 文章を読み、正しいものには〇、誤っているものには✕を書きなさい。

（1）冠動脈の血流がわずかに残り心筋細胞が壊死まで至らない
状態を狭心症という。　　　　　　　　　　　　解答＿＿＿＿＿＿＿

（2）男性では、腹囲90cm以上がメタボリック症候群の
診断基準となる。　　　　　　　　　　　　　　解答＿＿＿＿＿＿＿

（3）空腹時血糖は、メタボリック症候群と診断する際の必須条件
である。　　　　　　　　　　　　　　　　　　解答＿＿＿＿＿＿＿

（4）脂質異常症は、動脈硬化を引き起こす危険因子である。　解答＿＿＿＿＿＿＿

（5）尿酸値7.0mg／dl以上は高尿酸血症と診断される。　解答＿＿＿＿＿＿＿

（6）収縮期血圧130以上は高血圧症と診断される。　　　解答＿＿＿＿＿＿＿

（7）収縮期血圧110かつ拡張期血圧75の場合、至適血圧と診断
される。　　　　　　　　　　　　　　　　　　解答＿＿＿＿＿＿＿

（8）過剰な塩分は高血圧症の発症リスクを高める。　　　解答＿＿＿＿＿＿＿

（9）加齢に伴い、拡張期血圧の方が上昇しやすくなる。　解答＿＿＿＿＿＿＿

（10）腎臓疾患に起因する高血圧を本態性高血圧症という。　解答＿＿＿＿＿＿＿

2 つぎの設問に答えなさい。

（１）生活習慣病の一次予防はどれか。

1．早期の治療

2．適切な食生活

3．検診の定期的な受診

4．社会復帰を目指したリハビリテーション　　解答＿＿＿＿＿＿

（２）つぎのうち、生活習慣病はどれか。

1．関節リウマチ

2．パーキンソン病

3．虚血性心疾患

4．C型肝炎　　解答＿＿＿＿＿＿

（３）飲酒に起因する健康障害はどれか。

1．膠原病

2．メニエール病

3．アルツハイマー

4．肝硬変　　解答＿＿＿＿＿＿

（４）脳血管疾患でみられる症状はどれか。

1．嘔吐

2．下痢

3．腰痛

4．発疹　　解答＿＿＿＿＿＿

高齢者に多い疾患

1 文章を読み、正しいものには〇、誤っているものには✕を書きなさい。

（1）褥瘡を予防するためには、6時間ごとに体位変換が必要である。　解答＿＿＿＿＿＿

（2）ドーナツ型クッションは褥瘡の予防に効果的である。　解答＿＿＿＿＿＿

（3）30度側臥位は褥瘡を予防するために効果的な体位である。　解答＿＿＿＿＿＿

（4）褥瘡を予防するためには、皮膚の湿度はできるだけ高く保つ。　解答＿＿＿＿＿＿

（5）褥瘡発生のリスクが高い患者には低タンパク食が適する。　解答＿＿＿＿＿＿

（6）ブレーデンスケールの合計点が低いほど褥瘡が発生しやすい
とされる。　解答＿＿＿＿＿＿

（7）大転子部は、仰臥位での褥瘡好発部位である。　解答＿＿＿＿＿＿

（8）座位では、坐骨結節部に褥瘡が生じやすい。　解答＿＿＿＿＿＿

（9）脊椎圧迫骨折では、円背が生じる。　解答＿＿＿＿＿＿

（10）身体の拘束は、せん妄を誘発する因子となる。　解答＿＿＿＿＿＿

2 つぎの設問に答えなさい。

（1）廃用症候群の予防で正しいのはどれか。

1．温罨法

2．関節可動域訓練

3．安静臥床

4．減塩食の提供　　　　　　　　　　　　　解答 _____

（2）高齢者に多い、中脳黒質の神経細胞の変性が原因となる疾患はどれか。

1．アルツハイマー病

2．白内障

3．レビー小体型認知症

4．パーキンソン病　　　　　　　　　　　　解答 _____

（3）高齢者の転倒による骨折で最も多い部位はどれか。

1．大腿骨

2．肋骨

3．肩甲骨

4．頭蓋骨　　　　　　　　　　　　　　　　解答 _____

（4）骨粗しょう症の原因として誤っているものはどれか。

1．運動量の減少

2．日光浴の減少

3．エストロゲンの過剰分泌

4．ビタミンDの摂取不足　　　　　　　　　解答 _____

実施日　月　日

正解：／14問

制限時間 5分

1 文章を読み、正しいものには〇、誤っているものには✕を書きなさい。

（1）長谷川式簡易知能評価スケールの合計点が20点以下のときは
認知症を疑う。　　　　　　　　　　　　　　　　　　　　解答 ＿＿＿＿

（2）長谷川式簡易知能評価スケールは、観察式のテストである。　解答 ＿＿＿＿

（3）65歳未満で認知症を発症することを若年性認知症とよぶ。　解答 ＿＿＿＿

（4）認知症では、即時記憶は保たれることが多い。　　　　　　　解答 ＿＿＿＿

（5）徘徊は、認知症の中核症状のひとつである。　　　　　　　　解答 ＿＿＿＿

（6）認知症における行動・心理症状は、不可逆的である。　　　　解答 ＿＿＿＿

（7）認知症の行動・心理症状として、幻覚がみられることがある。解答 ＿＿＿＿

（8）アルツハイマー型認知症では、脳室の拡大が特徴である。　　解答 ＿＿＿＿

（9）認知症高齢者とのコミュニケーションでは、
非言語的コミュニケーションが有効である。　　　　　　　解答 ＿＿＿＿

（10）認知症高齢者が幻覚の症状を訴えた場合には、
すぐに否定する。　　　　　　　　　　　　　　　　　　　解答 ＿＿＿＿

2 つぎの設問に答えなさい。

（1）認知症を説明しているのはどれか。

　　　1．意識障害の出現

　　　2．一度獲得した知的機能の衰退

　　　3．全身の筋肉の進行性萎縮

　　　4．知的発達の遅延　　　　　　　　　　　　　　解答 ＿＿＿＿＿＿＿＿

（2）認知症の中核症状ではないものはつぎのうちどれか。

　　　1．抑うつ

　　　2．記憶障害

　　　3．見当識障害

　　　4．言語の障害（失語）　　　　　　　　　　　　解答 ＿＿＿＿＿＿＿＿

（3）認知症の病型で最も多いものはどれか。

　　　1．血管性認知症

　　　2．レビー小体型認知症

　　　3．アルツハイマー型認知症

　　　4．前頭側頭型認知症　　　　　　　　　　　　　解答 ＿＿＿＿＿＿＿＿

（4）認知症患者とのコミュニケーションで適切なのはどれか。

　　　1．幼児が使う言葉で話す。

　　　2．患者の話に作話があるときは内容を訂正する。

　　　3．患者に伝えたいことが伝わらない場合は言い換える。

　　　4．患者が同じ内容を繰り返す場合は会話をすぐに打ち切る。　　解答 ＿＿＿＿＿＿＿＿

小児に多い疾患

1 文章を読み、正しいものには〇、誤っているものには✕を書きなさい。

（1）気管支喘息の発作時は、腹式呼吸をさせるのがよい。

解答＿＿＿＿＿＿＿

（2）気管支喘息の発作時は、腹臥位にして様子を見る。

解答＿＿＿＿＿＿＿

（3）小児では、アトピー型の気管支喘息が多い。

解答＿＿＿＿＿＿＿

（4）乳幼児突然死症候群を予防するには、うつ伏せ寝が適する。

解答＿＿＿＿＿＿＿

（5）風疹は、飛沫感染により感染する。

解答＿＿＿＿＿＿＿

（6）百日咳は、おたふくかぜともよばれる感染症である。

解答＿＿＿＿＿＿＿

（7）麻疹ウイルスの潜伏期間は2〜3日ほどである。

解答＿＿＿＿＿＿＿

（8）麻疹のカタル期では、一度下がった熱が再び上昇し、発疹が現れる。

解答＿＿＿＿＿＿＿

（9）風疹に罹患した場合、解熱後3日目までは出席停止とされる。

解答＿＿＿＿＿＿＿

（10）水痘では、すべての発疹が痂疲化するまで出席停止とされる。

解答＿＿＿＿＿＿＿

2 つぎの設問に答えなさい。

（1）つぎのうち、ムンプスウイルスによる感染症はどれか。

　　1．流行性耳下腺炎

　　2．急性灰白髄炎

　　3．百日咳

　　4．水痘　　　　　　　　　　　　　　　　　　　　　解答 _____

（2）水痘の症状として正しいものはどれか。

　　1．耳下腺の腫脹が認められる。

　　2．両頬部のびまん性紅斑がみられる。

　　3．解熱前後に斑状の丘疹性発疹が出現する。

　　4．水疱へと進行する紅斑が現れる。　　　　　　　　解答 _____

（3）つぎのうち、コプリック斑がみられる疾患はどれか。

　　1．手足口病

　　2．ヘルパンギーナ

　　3．帯状疱疹

　　4．麻疹　　　　　　　　　　　　　　　　　　　　　解答 _____

（4）つぎのうち、経口接種するワクチンはどれか。

　　1．麻疹

　　2．風疹

　　3．ロタウイルス

　　4．ポリオ（急性灰白髄炎）　　　　　　　　　　　　解答 _____

実施日	月	日

正解： ／ 9 問

制限時間 5分

1 つぎの設問に答えなさい。

（1）欠乏によって巨赤芽球性貧血を引き起こすのはどれか。

　　1．ビタミンA
　　2．ビタミンB_{12}
　　3．ビタミンD
　　4．ビタミンK

解答 _____

（2）新生児メレナの原因となるのはどれか。

　　1．ビタミンC
　　2．ビタミンD
　　3．ビタミンE
　　4．ビタミンK

解答 _____

（3）欠乏によって脚気を引き起こすのはどれか。

　　1．ビタミンB_1
　　2．ビタミンB_6
　　3．ビタミンC
　　4．葉酸

解答 _____

（4）欠乏すると夜盲症の原因となるのはどれか。

　　1．ビタミンA
　　2．ビタミンC
　　3．ビタミンE
　　4．ビタミンK

解答 _____

（5）欠乏によって壊血病を引き起こすのはどれか。

    1．ビタミンB_6

    2．ビタミンC

    3．ビタミンD

    4．ビタミンK　　　　　　　　　　　　　　　　解答　＿＿＿＿＿＿＿

（6）妊娠中の欠乏により胎児の神経管閉鎖不全を引き起こすのはどれか。

    1．ビタミンD

    2．ビタミンK

    3．ナイアシン

    4．葉酸　　　　　　　　　　　　　　　　　　解答　＿＿＿＿＿＿＿

（7）欠乏によりペラグラを引き起こすのはどれか。

    1．ビタミンA

    2．ビタミンB_1

    3．ビタミンB_2

    4．ナイアシン　　　　　　　　　　　　　　　解答　＿＿＿＿＿＿＿

（8）ビタミンDの欠乏によって起こるのはどれか。

    1．皮膚炎

    2．角膜炎

    3．血液凝固障害

    4．くる病　　　　　　　　　　　　　　　　　解答　＿＿＿＿＿＿＿

（9）ビタミンB_1の欠乏によって起こるのはどれか。

    1．口角炎

    2．テタニー

    3．ウェルニッケ脳症

    4．溶血性貧血　　　　　　　　　　　　　　　解答　＿＿＿＿＿＿＿

実施日　　月　　日

正解：　／14問

制限時間　5分

1 文章を読み、正しいものには〇、誤っているものには✕を書きなさい。

（1）貧血では、RBCの数値が基準値を下回る。

解答＿＿＿＿＿＿＿

（2）ヘマトクリット値が高い場合には貧血が疑われる。

解答＿＿＿＿＿＿＿

（3）痛風の患者では、尿酸が高値を示す。

解答＿＿＿＿＿＿＿

（4）eGFRは、肝機能の指標となる検査値である。

解答＿＿＿＿＿＿＿

（5）γGTPの上昇は、肝機能障害の指標となる。

解答＿＿＿＿＿＿＿

（6）HCV抗体は、肝炎の診断に用いられる。

解答＿＿＿＿＿＿＿

（7）腎不全の場合、血清カリウム値は高くなる。

解答＿＿＿＿＿＿＿

（8）ネフローゼ症候群では、血清アルブミンは低下する。

解答＿＿＿＿＿＿＿

（9）HDL-Cが高いほど、動脈硬化のリスクは高まる。

解答＿＿＿＿＿＿＿

（10）HTLV-1抗体は、エイズウイルスに感染すると産生される。

解答＿＿＿＿＿＿＿

2 つぎの設問に答えなさい。

（1）糖尿病の血糖コントロールの指標となる検査値はどれか。

　　1．総ビリルビン

　　2．総コレステロール

　　3．グリコヘモグロビン

　　4．クレアチニンクリアランス　　　　　　　　　　　　　　解答 _____

（2）肝障害の指標となる血液生化学検査の項目はどれか。

　　1．CRP

　　2．尿素窒素

　　3．アミラーゼ

　　4．ALT〈GPT〉　　　　　　　　　　　　　　　　　　　解答 _____

（3）腎機能を示す血液検査項目はどれか。

　　1．中性脂肪

　　2．ビリルビン

　　3．AST〈GOT〉

　　4．クレアチニン　　　　　　　　　　　　　　　　　　　解答 _____

（4）尿ケトン体が陽性になる疾患はどれか。

　　1．肝硬変

　　2．糖尿病

　　3．尿路感染症

　　4．ネフローゼ症候群　　　　　　　　　　　　　　　　　解答 _____

解答・解説

第1回　人体の構造と機能①　人体の基本

（1）○
解説 両腕と両脚を体肢といい、そのうち両腕を上肢、両脚を下肢といいます。

（2）×
解説 臀部（または殿部）はお尻のことです。

（3）○
解説 へそとその周辺部を臍部（さいぶ）とよびます。

（4）×
解説 腋窩はわきの下、鼠径部は両脚のつけね（股関節）の前側部分をいいます。

（5）○
解説 首の部分そのものを表したり、周囲に比べて細い部分を頸部とよびます。子宮の細くなった部分は子宮頸（部）とよばれます。

（6）×
解説 足背は足の甲のことです。足の裏は足底といいます。

（7）○
解説 肋骨と胸骨、胸椎で構成される骨組みが胸郭です。

（8）×
解説 食道は、喉頭から続き、胃に接続します。大部分は胸腔にあり、横隔膜を貫通して腹腔で胃に接続します。

（9）×
解説 関節を曲げずにまっすぐにした状態は基本肢位といいます。良肢位は、日常生活を送るうえで最も影響が少ない関節の角度をいいます。

（10）○
解説 呼吸や消化・吸収、排泄といった、生命維持に必要な機能を植物機能、見る、聞く、動くといった機能を動物機能といいます。

2

（1）3
解説 踵部（しょうぶ）はかかと部分のことをいいます。かかと部分を構成する足の骨は踵骨といいます。

（2）3
解説 骨盤で形成される空間が骨盤腔です。膀胱や女性の子宮などが収まります。

（3）1

解説 季肋部は肋骨の下のみぞおちあたりをいいます。外果部は外側のくるぶし、踵部はかかと、膝蓋部はひざの前側（腹側）をいいます。

（4）2

解説 人体を左右に分ける矢状線（しじょうせん）のうち、等分する線が正中線です。

第2回　人体の構造と機能②　細胞・組織

（1）×

解説 核をもつ細胞は真核細胞、核をもたない細胞は原核細胞といいます。

（2）○

解説 細胞は、単細胞生物ではそれ1つが生命であると同時に、多細胞生物を構成する最も小さな要素といえます。

（3）×

解説 最近の研究において、ヒトを形成する細胞は、およそ37兆個ともいわれます。

（4）×

解説 核の外に出たmRNAの情報をもとに、細胞小器官であるリボソームにおいて、アミノ酸からタンパク質が合成されます。

（5）○

解説 染色体の中に折りたたまれるようにしまい込まれているのが遺伝子の本体であるDNA（デオキシリボ核酸）です。

（6）○

解説 ヌクレオチドとは、ヌクレオシド（塩基＋糖）にリン酸が結合した物質で、それが鎖状に重なったものがポリヌクレオチド（核酸）です。二重のらせん構造からなる核酸がデオキシリボ核酸、すなわちDNAです。

（7）○

解説 動物も植物もDNAを構成する塩基の種類は同じです。

（8）×

解説 受精卵を壊してつくるのはES細胞です。iPS細胞は受精卵を用いず体細胞からつくられるため、倫理的な問題も解決できる細胞です。

（9）×

解説 上皮組織は細胞同士が密集して並んでいるため、細胞質はほとんどありません。

（10）○

解説 正常な形態や成長・発達を保とうとしたり、異常な細胞の増殖を防ぐために行われる細胞の自発的な死がアポトーシスです。例えば、おたまじゃくしが成長の過程で尾の部分を無くしたり、がん細胞が自発的に死んでいく現象はこのアポトーシスによるものです。

（1）1

解説 ゴルジ体は、細胞内で産生された物質の貯蔵や輸送、ミトコンドリアは酸素からエネルギーを産生するはたらき、リソソームは細胞内の不要物を分解するはたらきに関与します。

（2）4

解説 DNAの遺伝情報からRNAが作られ、遺伝情報が複製されることを転写といいます。DNAから写し取った遺伝情報に基づきタンパク質が合成されることを翻訳といいます。

（3）3

解説 肝細胞はすぐれた再生力をもちます。心筋細胞や神経細胞は、永久細胞ともよばれ、恒久的に変化せず安定したはたらきを持続させることができる反面、再生が極めて難しい細胞です。腺上皮細胞の再生力はあまり強くありません。

（4）2

解説 胃や腸の粘膜を形成する上皮組織が円柱上皮です。立方上皮は細気管支や尿細管、移行上皮は膀胱や尿管、線毛上皮は気管や卵管などでみられます。

❶

（1）×

解説 緻密質（骨質）の下が海綿質です。

（2）○

解説 長い筒状の骨が長管骨で、四肢、すなわち腕や脚の骨でみられます。

（3）×

解説 体内のカルシウムの99％は骨で貯蔵されています。

（4）○

解説 赤血球や白血球などの血球細胞を産生する組織が骨髄です。造血機能を失った骨髄は、脂肪化して赤色から黄色に変化します。

（5）×

解説 左右の頭頂骨のつぎめは矢状縫合といいます。頭頂骨と前頭骨のつぎめが冠状縫合です。

（6）×

解説 前腕の母指側に位置する太い骨が橈骨です。小指側は尺骨です。

（7）×

解説 下腿の小指側に位置する細いほうの骨が腓骨です。母指側の太い骨は脛骨です。

（8）○

解説 くびの部分を形成するのが頸椎で、7個の椎骨からなります。

（9）○

解説 上半身を支える腰椎にはもっとも大きな椎骨があります。

（10）○

解説 肩関節は、あらゆる方向に動かすことができる球状関節に分類されます。股関節も球状関節です。球状の関節等と、それが収まるようにくぼんだ形状になっているのが球関節です。あらゆる方向に動くのが特徴です。

❷

（1）3

解説 脛骨は下腿の骨です。

（2）4

解説 踵骨は、足を構成する足根骨のうち、かかと部分に位置する骨です。

（3）2

解説 軟骨から骨に置き換わった骨を置換骨といい、体幹や四肢を形成する多くの骨は置換骨です。軟骨を経ないで発生する骨が付加骨です。

（4）1

解説 関節を覆い補強し、過度の伸展や無理な方向への屈曲を抑制するのは靭帯の役割です。基本肢位は、どの関節も0度です。股関節はあらゆる方向に動く多軸性の関節です。ドアの蝶番のように、1方向に伸展するのが蝶番関節です。上腕骨と尺骨でつくられる関節が腕尺関節です。肘関節を構成し、肘の曲げ伸ばしを行います。

❶

（1）○

解説 自分の意思で動かすことのできない筋が不随意筋で、心筋と平滑筋がこれにあたります。骨格筋は随意筋です。

（2）○

解説 顕微鏡で見ると横縞模様が見える筋が横紋筋です。

（3）×

解説 体幹に近い方が筋頭、遠いほうが筋尾です。

（4）○

解説 筋頭が付着し、運動の支点になる部分（動きが小さい方）が起始です。筋尾が付着する反対側は停止といいます。

（5）○

解説 肋間筋は肋骨の挙上や下降を行い、胸郭の容積を変化させて呼吸運動を助ける呼吸筋です。

（6）×

解説 ヒラメ筋は、下腿にある筋です。腓腹筋とともに下腿三頭筋としてふくらはぎ部分を形成しています。

（7）×

解説 胸鎖乳突筋は胸骨と鎖骨を起始とし、側頭骨に停止する筋で、頸部を曲げたり回転させる運動を担います。

（8）×

解説 ミオグロビンを多く含むのは遅筋で、赤く見えることから赤筋ともよばれます。

（9）○

解説 瞬発力を必要とする運動に適するのは速筋（白筋）です。

（10）○

解説 細い線維構造はアクチンフィラメントです。

❷

（1）1

解説 筋収縮に必要な物質がアデノシン三リン酸（ATP）で、おもに細胞内呼吸により、細胞小器官であるミトコンドリアによって合成されます。

（2）2

解説 咀嚼、すなわち噛む動作に関与する筋が咀嚼筋です。口輪筋は口唇の周囲を動かす顔面筋です。

（3）1

解説 いわゆる力こぶをつくる筋が上腕二頭筋です。

（4）3

解説 ボールを蹴るときなど、膝関節を伸展させる筋が大腿四頭筋で、最も強い力を発揮する筋です。大腿四頭筋は股関節の屈曲も担います。前脛骨筋は足関節の背屈、下腿三頭筋は足関節の底屈、大殿筋は股関節の伸展や外旋を担います。

第5回　人体の構造と機能⑤　心臓

❶

（1）×

解説 正中線よりやや左寄りに位置しています。

（2）×

解説 心臓の下端を心尖部といいます。心臓の上側は心底部といいます。

（3）○

解説 心臓壁は、心外膜、心筋層、心内膜からなります。

（4）×

解説 成人では、心臓の重さはおよそ250〜300gです。

（5）×

解説 左心房と左心室の間にある弁は2枚の弁膜からなるため、二尖弁といいます。またその形状から僧帽弁ともよばれます。三尖弁は右心房と右心室の間にある弁です。

（6）○

解説 心臓の右心室から肺に向かう動脈が肺動脈です。心臓から出ていくために動脈とよばれますが、中を静脈血が流れます。

（7）○

解説 左心室の出口にある弁が大動脈で、ここから大動脈へ動脈血を送り出します。

（8）×

解説 静脈血が最初に戻るのは右心房です。

（9）○

解説 肺で酸素を受け取った血液は左心房へ入

り、左心室を経て大動脈に流れます。

(10) ○

解説 心臓からは、心房性ナトリウム利尿ペプチドというホルモンが分泌されることがわかっています。心臓の負担を軽くするために、腎臓にはたらきかけて利尿を促進し、循環血漿量を減らします。

❷

(1) 4

解説 左心室から大動脈へ動脈血を送り出します。

(2) 4

解説 全身へと血液を送り出す左心室には、強い収縮力が求められます。そのため左心室の心筋層は非常に厚くなっています。

(3) 3

解説 安静時の成人では、毎分およそ60～70回拍動します。右心房には上下の大静脈と冠状静脈洞が開口します。心臓を包む心膜は漿膜で、漿液を分泌して摩擦を軽減し、心臓の拍動を助けます。

(4) 2

解説 刺激伝導系は、洞房結節に始まり、房室結節、ヒス束、右脚・左脚と続き、最後がプルキンエ線維です。

第6回 人体の構造と機能⑥ 血管

❶

(1) ✕

解説 3層からなる血管壁で最も厚いのは、平滑筋と豊富な弾性線維からなる中膜です。

(2) ○

解説 心臓からの強い拍出力で血液が逆流することなく流れるため、動脈には弁がありません。

(3) ✕

解説 動脈の断面は厚い血管壁をもつため、その断面はしっかりと円型を保っています。静脈の断面は扁平しています。

(4) ○

解説 弾性線維が豊富な動脈は太く弾力があり、血液を力強く送り出すことができます。

(5) ○

解説 静脈も動脈も、内膜、中膜、外膜の3層構造です。

(6) ✕

解説 静脈の血流は、おもに骨格筋の収縮によってつくられます。

(7) ○

解説 血流が弱いため、比例して静脈の内圧は低

くなります。

(8) ○

解説 血液の逆流を防ぐため、静脈では弁があります。とくに末梢から心臓へと血液を戻すために、四肢の静脈では発達しています。

(9) ✕

解説 肺から心臓の左心房につながる肺静脈には、肺で酸素を受け取った動脈血が流れます。心臓へと戻るために、静脈と名がついています。

(10) ○

解説 心臓の拍出力の影響をほとんど受けないため、静脈は拍動しません。

❷

(1) 門

解説 動脈は少しずつ枝分かれを繰り返し、やがて無数の毛細血管となります。そして毛細血管は再び合流し、静脈となります。その静脈が再び枝分かれすることがあります。そのとき2つの毛細血管網に挟まれた部分の静脈を門脈といいます。通常は腹部の静脈が合流して肝臓へ入る肝門脈を表します。

(2) 奇

解説 下大静脈が閉塞した場合に、その側副路と

してもはたらく静脈です。

（3）腹大
解説 大動脈弓を経て胸大動脈とよばれ、そして横隔膜を過ぎると腹大動脈とよばれます。

（4）椎骨
解説 脳へ動脈血を送るのは、左右の内頸動脈と左右の椎骨動脈です。

（5）大脳
解説 内頸動脈と椎骨動脈の枝が合流して形成される輪状の構造をウィリス動脈輪（大脳動脈輪）といいます。

（6）腕頭
解説 大動脈弓から直接出るのは、右から腕頭動脈、左総頸動脈、左鎖骨下動脈の3本です。

（7）総腸骨
解説 腹大動脈は第4腰椎付近で左右の総腸骨動脈に分かれ、左右の下肢に向かいます。

（8）冠状
解説 心筋からの静脈血を集め、右心房に注ぎます。

（9）尺骨
解説 上腕動脈は肘窩付近で橈骨動脈と尺骨動脈に分かれ、前腕を走行して手掌に向かいます。

（10）腓骨
解説 大腿動脈、膝窩動脈を経て、前脛骨動脈、後脛骨動脈、そして腓骨動脈の3本に分かれて下腿を走行します。

第7回　人体の構造と機能⑦　体液・血液

❶

（1）×
解説 新生児では体重の約80％が水分ですが、その後成長とともに少なくなり、成人では60％ほどです。

（2）○
解説 血漿に含まれるアルブミンやフィブリノゲンなどはタンパク質の一種です。

（3）×
解説 循環血液量は、体重のおよそ1/13です。

（4）○
解説 細胞内液は体液のおよそ2/3を占めています。

（5）○
解説 おもな細胞外液は、細胞間質液（組織液）、血液、リンパ液です。

（6）×
解説 血球細胞のうち、赤血球と血小板には核がなく、白血球にはあります。

（7）○
解説 血液中のヘモグロビン濃度が減少した状態を貧血といいます。赤血球の減少は、赤血球に含まれるヘモグロビンの不足を意味するため、貧血の症状が現れます。

（8）×
解説 成人において、白血球は1μL中に約4,000～8,000個が基準値とされます。赤血球は1μL中に約400万～500万個存在します。

（9）×
解説 血漿と同じ浸透圧のブドウ糖液の濃度はおよそ5％です。

（10）○
解説 血液中に占める血球細胞の割合をヘマトクリット値といいます。女性では35～45％が基準値となります。

❷

（1）血小板
解説 止血のはたらきをもつ血球細胞が血小板です。

（2）白血球

解説 免疫機構の主役である白血球には、リンパ球や好酸球など、さまざまな種類があります。

（3）酸素飽和

解説 血液中の酸素が正常にヘモグロビンと結びつき、運ばれているかを示すのが酸素飽和度です。正常な状態では100%に近い数値となります。

（4）ヘマトクリット値

解説 血液中の血球成分のほとんどを赤血球が占めるため、ヘマトクリット値は赤血球量とほぼ等しくなります。

（5）血清

解説 血液が凝固したときに、上澄みにできる淡黄色の液体が血清です。

（6）7.40

解説 血漿のpHの基準値は、7.35〜7.45です。

❸

（1）2

解説 フィブリノゲンはフィブリンに変化し、血小板で形成された血栓を覆い、傷口をふさいで止血します。

（2）2

解説 細胞内液中にはカリウムが多く、反対に細胞外液中にはナトリウムが多くなっています。

第8回　人体の構造と機能⑧　免疫系

❶

（1）×

解説 B細胞は活性化し、形質細胞となって抗体を産生します。B細胞が主体の抗体による免疫システムを液性免疫といいます。細胞性免疫はT細胞主体の免疫システムです。

（2）○

解説 マクロファージの一種である樹状細胞のうち、皮膚の表皮に存在するのがランゲルハンス細胞です。マクロファージには、肺に存在する肺胞マクロファージや、肝臓の類洞に存在するクッパー細胞などもあります。

（3）○

解説 弱酸性に保つことで細菌の繁殖を防いでいます。

（4）×

解説 デーデルライン桿菌は膣の常在菌で、膣内を酸性に保ち、細菌の繁殖を防ぎます。

（5）○

解説 病原菌などの異物を自身に取り込み分解する作用を貪食作用といいます。

（6）○

解説 5種類の抗体（免疫グロブリン）のうち、血液、血漿中に最も多く存在するのがIgGで、液性免疫の主役となります。

（7）○

解説 脾臓は、赤血球の貯蔵や分解を行う赤脾髄と、リンパ球が常駐する白脾髄からなります。

（8）×

解説 胸腺は、小児期の3歳ごろに最大となり、その後退縮していきます。老年期にはすでに脂肪化しています。

（9）○

解説 咽頭に存在する扁桃は、気道の奥へ侵入する抗原に対して免疫反応を示します。

（10）○

解説 リンパ節は、鼠径部のほか、頸部や腋窩、胸腹部の臓器の周囲などに多くみられます。

❷

（1）2

解説 血小板は止血、若い赤血球である網赤血球や成熟赤血球は、酸素の運搬を行います。

（2）2

解説 ヘルパーＴ細胞により活性化したＢ細胞が形質細胞となり、抗体を産生します。

（3）3

解説 血漿中に最も多く存在し、かつ唯一胎盤を通過できる抗体がIgGです。IgAは母乳に多く含ま

れ、母乳栄養児の免疫に活躍します。IgMは抗原が侵入したときに最初につくられる抗体です。

（4）2

解説 肥満細胞に作用してヒスタミンの放出を促進するのがIgEで、気管支喘息などのアレルギー性疾患の原因となります。

第9回　人体の構造と機能⑨　呼吸器

（1）〇

解説 喉頭は、空気の通り道である気道の一部です。空気が常に出入りできるように、喉頭蓋軟骨や甲状軟骨、輪状軟骨などの軟骨組織により形成され、管状構造が維持されています。

（2）〇

解説 扁桃は咽頭にあるリンパ器官です。咽頭から体内に侵入する病原菌などの異物を排除するはたらきがあります。

（3）×

解説 喉頭に続き、左右の気管支に分岐するまでの部分が気管です。成人の気管はおよそ10cmです。

（4）〇

解説 右の気管支は左の気管支に比べ太く、急な角度で肺に進入します。そのため左の気管支に比べやや短くなっています。

（5）×

解説 鼻孔から気管支の先端に形成される肺胞に至るまでの空気の通り道が気道です。

（6）×

解説 肺の上部先端を肺尖（はいせん）といい、鎖骨の2～3cm上に位置します。

（7）×

解説 右肺が3葉、左肺が2葉です。

（8）×

解説 左右の肺に挟まれた部分の空間が縦隔（じゅうかく）で、心臓や胸腺、気管、気管支、食道などがあります。

（9）×

解説 成人では肺胞の数は数億個になります。

（10）〇

解説 肺胞の数は生まれた頃は5,000万個程度ですが、成人では2～3億個になります。肺胞の数が少ないため、子どもの方が酸素を取り込むためにはより多くの呼吸数が必要です。

❷

（1）3

解説 第4～5胸椎の高さで左右の気管支に分岐します。

（2）4

解説 横隔膜の上下運動による呼吸は腹式呼吸です。胸式呼吸は肋間筋により胸郭が変形することで肺の容積が変化して起こる呼吸です。成人の安静時の1回換気量は、およそ500mlです。気道で行われる空気の出入りは外呼吸といいます。

（3）2

解説 吸気に比べ二酸化炭素の方が多いですが、呼気でも酸素の方が多いです。

（4）1

解説 思い切り空気を吸い込んだ状態（最大吸気位）から思い切り空気を吐き出したとき（最大呼気位）の空気の量が肺活量です。思い切り空気を吐き出した後にも肺や気道内には少し空気が残っており、それを残気量といいます。肺活量と残気量を合わせて全肺気量といいます。

❶

（1）×

解説 食道には、食物の逆流を防ぐために3か所の生理的狭窄部があります。

（2）×

解説 食道の上部は骨格筋性で、嚥下をコントロールすることができます。食道の下側2/3は平滑筋性のため制御できず、嚥下は自動的に行われます。

（3）×

解説 胃の出口は幽門といい、小腸の起始部である十二指腸につながります。

（4）×

解説 一般的な成人において、鼻孔から噴門（胃の入り口）までの長さはおよそ45～55cmです。

（5）×

解説 強い酸性である胃液のpHは1～2です。酸によって胃の内容物を溶かし、小腸へ送ります。

（6）×

解説 絨毛とよばれるヒダが無数にあるのは小腸です。無数のヒダから効率よく栄養を吸収します。

（7）○

解説 噴門から左上部に向かって大きく膨らんだ形状をしている胃の盛り上がった部分を胃底といいます。

（8）○

解説 小腸は、十二指腸、空腸、回腸と続きます。

（9）○

解説 十二指腸には膵臓や胆嚢からの管がつながり、膵液や胆汁が流入します。十二指腸から分泌される十二指腸液とともに、消化液による消化が行われます。

（10）×

解説 栄養のほとんどは小腸で吸収されます。大腸では小腸より送られた食物残渣から水分や電解質などを再吸収し、便をつくります。

❷

（1）2

解説 扁桃腺は咽頭にあるリンパ小器官です。

（2）4

解説 胃腺から分泌される胃液は、主細胞から分泌されるペプシノゲン、傍細胞から分泌される塩酸、そして副細胞から分泌される粘液からなります。セクレチンは胃からの食物が十二指腸に届いたときに十二指腸粘膜から分泌されるホルモンで、膵液の分泌を促進し、胃液の分泌を抑制します。

（3）1

解説 空腸は小腸の一部です。

（4）4

解説 小腸は、成人で6～7mあり、収縮・蛇行して腹腔に収まっています。大腸は1.6mほどです。

❶

（1）×

解説 成人では、肝臓はおよそ1,000～1,200gの重さになります。

（2）○

解説 横隔膜直下の腹腔右上部を占める大きな臓器が肝臓です。

（3）×

解説 腹膜腔の背部の後腹膜腔にある臓器を後腹膜器官（腹膜後器官）といいます。十二指腸や上行結腸、下行結腸、直腸、腎臓、副腎、膵臓、尿管、腹大動脈、下大静脈などが後腹膜器官です。

（4）✕

解説 肝臓は、およそ50万個もの肝細胞により形成される肝小葉という小さな組織がさらに50万個ほど集まって形成されています。

（5）〇

解説 肝臓は2/3ほど切除しても元に戻ることができるほど強い再生力をもちます。

（6）〇

解説 肝臓で分泌された胆汁は、胆嚢に入り濃縮されます。

（7）✕

解説 血液中の胆汁成分が過剰になり、皮膚や眼球などで黄色を呈するような状態になることを黄疸といいます。

（8）✕

解説 胆嚢は肝臓の右葉の下面に位置します。

（9）〇

解説 膵臓は成人で長さおよそ15cm、幅5cmほどの細長い形状です。

（10）✕

解説 胃の背面に隠れるように存在する臓器が膵臓です。

❷

（1）2

解説 肝臓は多くの機能をもちますが、おもなものとして、アルブミンや凝固因子などの血漿タンパク質の合成、胆汁の産生、解毒、糖質（グリコーゲン）の合成・分解・貯蔵などがあります。過剰なホルモンを代謝するのも肝臓の役割です。

（2）4

解説 内因子の分泌は胃のはたらきです。内因子はビタミンB_{12}の吸収に必要なタンパク質です。

（3）2

解説 膵臓で分泌される膵液には、脂肪を分解するリパーゼのほか、糖質（炭水化物）を分解する膵アミラーゼ、タンパク質を分解するトリプシンなど、多くの消化酵素が含まれています。

（4）3

解説 アミラーゼは、膵液のほかに唾液にも含まれる消化酵素です。膵臓や唾液腺に異常が起きると血液中や尿中のアミラーゼが過剰になります。

❶

（1）✕

解説 腎臓と膀胱をつなぐ管は尿管です。尿道は膀胱から体外へと尿を輸送する管です。

（2）✕

解説 男性では、膀胱は直腸の前側に位置します。女性では直腸の前側に腟、その前側に膀胱があります。

（3）〇

解説 成人男性では尿道の長さは16〜18cmですが、女性では4cm程度です。

（4）〇

解説 腎臓も後腹膜腔にある後腹膜器官の1つです。

（5）✕

解説 成人の腎臓1個の重さは120g程度です。

（6）〇

解説 右の腎臓は上部にある肝臓に押さえられるようにあるため、左の腎臓より少し下に位置します。

（7）✕

解説 糸球体とボウマン嚢を合わせて腎小体といいます。腎錐体は腎臓の髄質をなす部分です。

（8）✕

解説 腎小体と、腎小体に接続する尿細管を合わせてネフロン（腎単位）といいます。個人差はありますが、1個の腎臓に100万個ほどあるとされています。

(9) ◯

解説 多くの血液が腎臓に流入し、腎臓で濾過され原尿となりますが、その99％は尿細管で再吸収されます。

(10) ◯

解説 正常な場合、赤血球は濾過されず、尿中に現れることはありません。

②

(1) 2

解説 成人の膀胱の容量はおよそ500mlです。

(2) 4

解説 移行上皮は尿路上皮ともよばれ、膀胱や尿管の粘膜でみられる上皮組織です。伸縮し、形態が大きく変化するのが特徴です。

(3) 3

解説 アルドステロンは副腎皮質から分泌されるホルモンで、腎臓の尿細管でのナトリウム吸収を促進します。腎臓で分泌されるレニンがきっかけとなる血圧上昇機構（レニン‐アンギオテンシン‐アルドステロン系）の一部を担う物質です。

(4) 2

解説 タンパク質の最終的な産物である尿素は、肝臓で生成され、腎臓から排泄されます。腎臓に排泄する能力が低下すると血液中の尿素が過剰になります。

第13回　人体の構造と機能⑬　脳神経

①

(1) ◯

解説 脳と脊髄を中枢神経、それぞれにつながる脳神経と脊髄神経を末梢神経といいます。

(2) ×

解説 脳の最下部が延髄で、脊髄に接続します。

(3) ×

解説 脳の重量は成人でおよそ1,300gにもなります。

(4) ×

解説 体格による差はありますが、一般的に成人で40〜50cmです。

(5) ◯

解説 脊髄では反対に表層が白質、下層が灰白質です。

(6) ×

解説 髄膜は外側から硬膜、クモ膜、軟膜の3層構造です。

(7) ◯

解説 大脳皮質のうち、高度な知的活動を担う部分が新皮質で、特にヒトでは発達しており、大脳皮質の大部分が新皮質です。

(8) ◯

解説 延髄は血液循環のほかに呼吸や嚥下などを制御する、生命維持に欠かせない器官です。

(9) ×

解説 間脳にある松果体から分泌されるメラトニンにより調節されるサーカディアンリズム（概日リズム）は24時間周期です。

(10) ×

解説 神経細胞はニューロンとよばれます。グリア細胞とよばれるのは神経膠細胞です。

②

(1) 1

解説 言語をつかさどる中枢は大脳皮質にあります。

(2) 4

解説 視床下部は体温調節や睡眠、摂食・飲水などを支配するほか、内分泌系の中枢としてもはたらきます。

(3) 1

解説 心臓や血管の動きを制御したり、呼吸や嚥下機能の制御を行います。

（4）3

解説 アルブミンは血漿に多く含まれるタンパク質です。

第14回　人体の構造と機能⑭　末梢神経

（1）×

解説 末梢神経系は大きく体性神経と自律神経に分類されます。体性神経は運動神経と感覚神経からなります。

（2）○

解説 体性神経のうち、運動神経は中枢神経からの指令を骨格筋に伝達します。

（3）×

解説 運動神経は脊髄の前根から出ていき、感覚神経は後根に入ります。これをベル-マジャンディの法則といいます。

（4）○

解説 中枢から運動指令を伝えるために末梢へ向かうため、運動神経は遠心性神経ともよばれます。感覚器からの刺激を伝えるために中枢へと向かう感覚神経は求心性神経とよばれます。

（5）○

解説 自律神経は意思では制御できず、自動的に身体機能の調節や生命維持に関わる機能の制御を行います。

（6）○

解説 脳神経は12対、脊髄神経は31対からなります。

（7）○

解説 脳神経の1つである動眼神経は、眼球の運動に関与します。また瞳孔を収縮させたり、水晶体を厚くするのも動眼神経が関与しています。

（8）○

解説 顔面神経は表情筋を支配するほか、舌の前2／3ほどの部分の味覚や涙腺、唾液腺の機能などに関与します。

（9）○

解説 三叉神経は脳神経中最大の神経で、顔面の感覚や咀嚼運動を支配します。

（10）×

解説 舌の動きに関わる神経は舌下神経です。舌咽神経は味覚や唾液分泌、嚥下運動などに関与します。

（1）1

解説 迷走神経は胸部・腹部の臓器を支配するほか、喉頭の運動や発声にも関与します。

（2）1

解説 胸腹部や喉頭部などに枝を張り巡らせる迷走神経は、それらの運動や機能を制御するほか、副交感神経としてもはたらく神経です。

（3）4

解説 交感神経が興奮すると、末梢血管の収縮や心拍数増加、気管支の拡張、瞳孔散大、消化管運動の抑制などがみられます。

（4）2

解説 副交感神経が興奮した場合には、膀胱は収縮し、排尿を促します。

第15回　人体の構造と機能⑮　感覚器

①

（1）○

解説 閾値とは、感覚器から神経系へと伝わり、興奮させることのできる最低限の刺激の強さのことをいいます。

（2）○

解説 視覚や嗅覚、味覚、聴覚・平衡覚を特殊感覚といいます。

（3）×

解説 味覚の適合刺激は水溶性の物質です。揮発性の化学物質が適合刺激になるのは嗅覚です。

（4）○

解説 継続的な刺激を受け続けることによる感覚の慣れを順応といいます。嗅覚では順応が起こりやすいですが、痛覚は起こりにくい感覚です。

（5）×

解説 水晶体は遠近調節を行う部分です。

（6）×

解説 光を感じ、脳神経へ伝達するのは網膜です。

（7）○

解説 身体の傾きや回転などに対する感覚が平衡感覚です。内耳がその機能を担います。

（8）×

解説 大汗腺とよばれるのはアポクリン腺で、腋窩や肛門周囲、乳輪、外耳道などに限局し、においの元となる汗を分泌します。エクリン腺は小汗腺ともよばれ、全身に分布し、水分の多い汗を分泌して

体温調節に関与します。

（9）○

解説 メラニン細胞は皮膚の表皮の基底層に存在し、メラニン色素を産生します。メラニン色素は有害な紫外線から身体を守るはたらきをもちます。

（10）×

解説 真皮には豊富な血管や神経が存在します。

❷

（1）4

解説 体性感覚のうち、皮膚で感じる触覚や熱さ、冷たさ、振動、圧力、痛みなどの感覚を表在感覚といいます。

（2）1

解説 強膜は眼球外膜の一部で、いわゆる白目に見える部分をいいます。

（3）2

解説 鼓室は中耳をなす部分です。

（4）3

解説 皮膚は表層から表皮、真皮、皮下組織に分けられますが、表皮の最も外側を角質層といいます。

第16回　人体の構造と機能⑯　内分泌器官とホルモン①

❶

（1）×

解説 細胞で形成される導管という管により、そこで産生された物質を体外や器官の内腔へ放出することを外分泌といい、その機能をもつ組織を外分泌腺といいます。内分泌腺は導管をもたず、産生した物質を直接血液中に放出します。

（2）○

解説 血液中に放出されたホルモンは血液により標的器官まで運ばれます。

（3）×

解説 ホルモンは血液により運ばれ全身に指令を伝達するため、一瞬で指令が伝わる神経系よりは情

報伝達速度は遅くなります。

（4）×

解説 視床下部のホルモン分泌により、下垂体のホルモン分泌が制御されます。

（5）×

解説 卵胞刺激ホルモン（FSH）は下垂体前葉から分泌されます。

（6）×

解説 バソプレシン（抗利尿ホルモン）は、下垂体後葉から分泌されます。

（7）○

解説 サイロキシン（チロキシン）は甲状腺ホルモンのひとつで、身体の発育や基礎代謝などに関与

します。

(8) ○

解説 エリスロポエチンは腎臓で産生され、赤血球の産生を促進するホルモンです。

(9) ×

解説 ノルアドレナリンは、強い昇圧作用をもつ副腎髄質ホルモンです。

(10) ○

解説 アンドロゲンは男性ホルモンともよばれる、性差を発現させる作用のある性ホルモンです。

❷

(1) 1

解説 胸腺からは、チモシンというホルモンが分泌されます。リンパ球の産生や成熟に関与します。

(2) 3

解説 プロラクチンは下垂体前葉ホルモンで、出産後の女性の乳汁分泌を促進する作用があります。プロラクチンの分泌は、乳児の吸啜刺激によって促されます。

(3) 2

解説 アルドステロンは腎臓の尿細管に作用し、ナトリウムの排泄を抑制して再吸収を促進します。

(4) 1

解説 インスリンは肝細胞や脂肪、筋などに作用します。グリコーゲンの分解を抑制したり、グリコーゲンの合成を促進することで血糖値を低下させます。インスリンの分泌が不足したり、作用が低下すると慢性的な高血糖を引き起こします。これが糖尿病です。拮抗する（反対の作用をもつ）ホルモンは血糖上昇作用をもつグルカゴンやコルチゾールです。

第17回　人体の構造と機能⑰　内分泌器官とホルモン②

❶

(1) ×

解説 前立腺は、男性にのみ備わる生殖腺で、精子を活性化する液を分泌する外分泌腺です。

(2) ○

解説 精巣からは、男性ホルモン（アンドロゲン）が分泌されます。おもな男性ホルモンであるテストステロンは、精巣の精細管にあるライディッヒ細胞から分泌されます。

(3) ×

解説 バソプレシンは下垂体後葉から分泌され、抗利尿ホルモンとも呼ばれるホルモンです。その名の通り、利尿を抑制する作用があります。

(4) ×

解説 サーカディアンリズムに関与するホルモンであるメラトニンは、間脳の松果体という部分から分泌されます。

(5) ○

解説 カルシトニンは甲状腺から分泌されるホルモンで、破骨細胞のはたらきを抑制し、骨のカルシウムが血液中に放出されるのを抑えます。そのため、血中のカルシウム濃度を低下させます。

(6) ×

解説 インスリンは、膵臓のランゲルハンス島B（β^{ベータ}）細胞から分泌されます。A（α^{アルファー}）細胞から分泌されるのはグルカゴンです。

(7) ○

解説 グルカゴンは、肝細胞に作用して貯蔵してあるグリコーゲンの分解を促進し、血中に放出させることで血糖値を上昇させます。

(8) ○

解説 パラソルモン（パラトルモン）は副甲状腺から分泌されるホルモンで、骨吸収を促進して骨のカルシウムを血液中に放出させ、血中カルシウム濃度を上昇させるはたらきがあります。

(9) ○

解説 副腎皮質からは、アルドステロンなどの鉱質コルチコイドと、コルチゾールなどの糖質コルチコイドが分泌されます。

(10) ○

解説 アルドステロンは副腎皮質で分泌されるおもな鉱質コルチコイドです。腎臓の尿細管に作用してナトリウムの再吸収を促進したり、カリウムやアンモニアの排泄を促進することで、体液バランスを調節します。

❷

(1) 4

解説 アドレナリンは興奮や緊張で交感神経が優位になったときに分泌されます。

(2) 2

解説 オキシトシンは下垂体後葉から分泌される

ホルモンで、子宮を収縮させたり、乳汁の放出を促進する作用をもちます。

(3) 2

解説 バセドウ病は、甲状腺機能が過剰になることで甲状腺ホルモンが多く分泌され、頻脈や眼球突出などの甲状腺機能亢進症が現れる疾患です。

(4) 1

解説 アドレナリンは心臓の収縮力を増強して心拍数を上げ、さらに血管を拡張させる作用を発揮します。ノルアドレナリンは同じく副腎髄質から分泌されますが、反対に血管を収縮させます。

❶

(1) ×

解説 精巣は、精嚢（せいのう）ではなく陰嚢（いんのう）の内部に収まっています。

(2) ○

解説 精子の産生や男性ホルモンの分泌を担う左右一対の器官が精巣です。睾丸（こうがん）ともよばれます。

(3) ○

解説 膀胱の後ろ、前立腺の上部付近に存在するのが精嚢で、左右一対あります。精子を活性化するアルカリ性の液を分泌します。

(4) ×

解説 前立腺は膀胱の下方、直腸の前に位置します。

(5) ×

解説 精子は熱に弱く、成熟するのは34℃程度の温度です。そのため骨盤腔から下垂した状態の陰嚢の中に存在し、体温より少し低い温度に保たれています。

(6) ×

解説 精子の産生は思春期から始まり、生涯続きます。

(7) ×

解説 おたまじゃくしのような形状の精子は、その頭のような部分にDNAを含む核をもっています。

(8) ○

解説 膀胱から続く尿道は、陰茎（いんけい）内を通行し体外に向かいます。尿の通り道でもあり、精子の通り道でもあります。

(9) ×

解説 男性にのみ存在する尿道球腺はカウパー腺とよばれます。同じ機能をもつのがバルトリン腺（大前庭腺）で、女性にのみ存在します。

(10) ×

解説 尿道球腺は、精子の保護などに作用するカウパー液を分泌する外分泌腺です。

❷

(1) 4

解説 精子の元となる精細胞は精細管の壁に存在し、そこで成熟し、精子となります。その後、精巣輸出管、精巣上体管、精管を通り、射精管を経て放出されます。

(2) 3

解説 前立腺は精液の一部となるアルカリ性の液

を分泌します。前立腺液には、精子を活性化したり保護する役割があります。

（3）2

解説 ライディッヒ細胞は、精巣の精細管の周囲に存在し、テストステロン（男性ホルモン）を産生します。セルトリ細胞は精細管内に存在し、精子と

なる細胞（精細胞）を支持したり、栄養を与えるはたらきなどをもちます。

（4）4

解説 陰茎の内部を満たすスポンジ状の組織が海綿体（かいめんたい）で、外陰部に含まれます。

第19回　人体の構造と機能⑲　女性生殖器

❶

（1）×

解説 子宮は膀胱の上側に位置します。

（2）×

解説 腹側に前傾して膀胱の上に覆いかぶさるように存在します。

（3）×

解説 膣と接する部分の反対側、子宮体の最も奥の天井部分が子宮底です。膣と接する部分は子宮口です。

（4）○

解説 子宮壁は、最も内側の子宮内膜（粘膜）、そして子宮筋層、子宮外膜（漿膜）の３層構造です。

（5）○

解説 腹膜腔の最深部となるダグラス窩は、直腸子宮窩（か）ともよばれます。

（6）○

解説 腹側から尿道、膣、そして直腸の順に並びます。

（7）○

解説 体外と子宮をつなぐ部分が膣で、出産時には産道となります。

（8）○

解説 卵巣は女性ホルモン（卵胞ホルモンと黄体ホルモン）を分泌します。

（9）×

解説 分娩時に胎児とその付属物が通過する経路を産道といいます。子宮頸管や膣、外陰部などで構成されます。卵管は受精卵の通り道です。

（10）○

解説 女性生殖器の構造、位置関係を覚えておきましょう。

❷

（1）2

解説 卵管の末端にある触手状の部分が卵管采（さい）です。

（2）4

解説 女性生殖器の外陰部は、恥丘（ちきゅう）や大陰唇（だいいんしん）、小陰唇、陰核（いんかく）、大前庭腺、膣前庭などで構成されます。

（3）3

解説 大前庭腺（バルトリン腺）は、膣口（ちつこう）の両側にあります。

（4）1

解説 デーデルライン桿菌（かんきん）は、膣内に常在する乳酸菌の一種です。乳酸を産生し、膣内を酸性に保つことで細菌の繁殖を防ぎます。リゾチームはヒトの唾液や涙液、粘液などに含まれる酵素で、細菌の細胞壁を分解するはたらきをもちます。

❶

（1）×

解説 チアノーゼを引き起こすのは、酸素と結合していないデオキシヘモグロビン（脱酸素化ヘモグロビン）の増加です。

（2）×

解説 チアノーゼは呼吸障害や血流障害などにより、血液中の酸素が不足し、デオキシヘモグロビンが増加することによって起こります。

（3）×

解説 チアノーゼが起きた場合には、皮膚の色は青紫色を呈します。

（4）○

解説 血液中の酸素含有量の低下は、チアノーゼの原因となります。

（5）×

解説 貧血の患者の場合、ヘモグロビンの絶対数が少ないためにデオキシヘモグロビン濃度が上がりにくく、チアノーゼは起こりにくい傾向があります。

（6）○

解説 チアノーゼは、口唇や耳朶、爪床などで顕著に確認されます。

（7）×

解説 貧血とは、動脈血中の赤血球や、赤血球に含まれるヘモグロビンが減少し、細胞への酸素供給が不足している状態をいいます。

（8）○

解説 鉄欠乏性貧血は、ヘモグロビンの産生に必要な鉄の不足により引き起こされる貧血です。酸素

不足により、動悸や息切れなどの症状がみられます。

（9）×

解説 汎血球減少症とよばれるのが再生不良性貧血で、血球細胞の元となる造血幹細胞の異常によって、すべての血球細胞が減少します。難病に指定され、原因ははっきりとはわかっていません。

（10）×

解説 月経の起こる女性では、男性よりも鉄欠乏性貧血が起こりやすくなります。

❷

（1）4

解説 チアノーゼは口唇や口腔粘膜のほか、耳朶や爪床で観察しやすいです。

（2）4

解説 脱酸素化ヘモグロビン（デオキシヘモグロビン）は、血液中において酸素と結合していないヘモグロビンを表します。

（3）2

解説 酸素と結合して運搬するはたらきをもつヘモグロビンが減少し、酸素不足が起きて貧血が引き起こされます。

（4）3

解説 赤血球のDNA合成に不可欠なビタミンB_{12}や葉酸が不足することで赤血球が不足しておこる貧血を巨赤芽球性貧血といいます。そのうち、小腸でビタミンB_{12}を吸収するために必要な内因子の欠如に起因するものをとくに悪性貧血とよびます。内因子は胃で分泌されるため、胃切除後には悪性貧血が起こりやすくなります。

❶

（1）×

解説 血液のpHは、7.35 ～ 7.45に保たれています。

（2）×

解説 アシドーシスでは、H^+（水素イオン）濃度が上昇します。反対にアルカローシスでは濃度が低下します。

（3）○

解説 脱水により血漿が減少した分、血液に占める血球成分の割合、すなわちヘマトクリット値は上昇します。

（4）○

解説 気管支喘息などでは、呼吸が阻害されてCO_2が排出できず、$PaCO_2$が上昇します。血液中のCO_2が増えるとH^+が増加してpHが酸性に傾き、アシドーシスとなります。

（5）×

解説 下痢ではアルカリ性の腸液が失われるため、アシドーシスとなります。

（6）×

解説 血糖値を下げるインスリンの不足や作用低下により、慢性的な高血糖をきたすのが糖尿病です。

（7）×

解説 低血糖の場合、冷汗が出て低体温となります。そのほか、動悸やめまい、手指のふるえが起こります。

（8）×

解説 軽い低血糖であれば、ブドウ糖を摂取したり、食事をとることで改善されます。ブドウ糖や砂糖、ブドウ糖を含むジュース以外は、効果の発現が遅いこともあるので注意が必要です。

（9）○

解説 低血糖が重症化すると、意識障害が現れ、昏睡を引き起こします。

（10）○

解説 低血糖を繰り返していると低血糖への感受性が低下して自律神経症状が現れにくくなります。そのため、低血糖に気づかず、重症化することもあります。これを無自覚性低血糖といいます。

❷

（1）1

解説 副腎皮質で分泌されるアルドステロンは、腎臓の集合管に作用し、Na^+（ナトリウムイオン）の再吸収を促進し、反対にK^+（カリウムイオン）の排泄を促進します。そのため、アルドステロンが不足するとK^+の排泄が減るため、高カリウム血症を引き起こします。

（2）2

解説 低血糖では、発汗（冷汗）や頻脈、手足のふるえといった交感神経症状が現れ、重症になると頭痛や視覚障害といった中枢神経症状が起こり、そしてさらに重症化するとけいれんや昏睡といった危険な状態になります。口渇や多尿は高血糖の状態でみられます。

（3）1

解説 副腎皮質刺激ホルモンは下垂体前葉ホルモンで、副腎皮質に作用し、副腎皮質ホルモンである糖質コルチコイドの分泌を促します。糖質コルチコイドには、血糖値を上昇させる作用や炎症を抑える作用などがあります。

（4）4

解説 インスリンは、血糖値を下げる作用をもちます。

 第22回　症状と看護③　体液と循環の異常

❶

（1）○

解説 脱水のうち、おもに水分が失われることで起こるのが水欠乏性脱水です。体内の水分量が減るため、尿量も低下します。体液中のナトリウムが大量に減少することで起こるナトリウム欠乏性脱水では、尿量に大きな変化がみられないため、注意が必要です。

（2）○

解説 水欠乏性脱水では血漿浸透圧の上昇から、のどの渇きや粘膜の乾燥、尿量の減少、体温の上昇などがみられます。ナトリウム欠乏性脱水の場合には循環血液量の減少により、血圧が低下し、頭痛やめまい、吐き気などがみられます。

（3）○

解説 大量の脱水は循環血液量の減少をまねき、重症の場合にはショックが現れます。

（4）×

解説 特定の抗原により生じるアレルギー反応で起こるショックはアナフィラキシーショックです。アナフィラキシーショックや神経原性ショックはどちらも血管の過度の拡張により血液が正常に流れずに起こる血液分布異常性ショックです。

（5）×

解説 大量の出血により引き起こされるのが出血性ショックです。循環血液量の減少により、顔面蒼白などがみられます。

（6）×

解説 ショックは、血液が正常に循環できず、血圧が低下することで、十分な血液供給を得られない臓器が機能不全を起こした状態をいいます。

（7）○

解説 ショックでは、脈が弱く早い、といった脈拍の異常や、尿量の減少、皮膚の蒼白や冷感、冷や汗、呼吸不全、そして意識障害などがみられます。また、細菌の毒素により血管が拡張し、一時的に末梢の血液量が増えて皮膚が温かくなるウォームショックとよばれる状態になることもあります。

（8）×

解説 うっ血は局所で静脈血が過剰になった状態をいいます。ある部分で動脈血が過剰になった状態

は充血です。

（9）○

解説 ある部分の動脈血が減少することにより、局所で貧血状態が起こることを虚血といいます。そのため局所性貧血ともよばれます。

（10）○

解説 間質液（組織液）の流れが停滞して過剰になり、細胞間質中や体腔に貯留した状態が浮腫です。むくみとよばれる軽いものから、肺で起こる肺水腫のように命に係わるものもあります。

（1）3

解説 動脈血から酸素の供給が得られず、細胞が死滅する状態を梗塞といいます。

（2）3

解説 心臓自体の機能が低下することにより起こるのが心原性ショックです。血圧の低下を引き起こすために、それを補おうと脈拍数は増加します。

（3）1

解説 体液の循環が停滞し、体内にとどまるため、体重は増加します。

（4）4

解説 低栄養、とくにアルブミンというタンパク質が不足すると膠質浸透圧の低下を引き起こし、全身性の浮腫が生じやすくなります。

第23回　症状と看護④　血圧・脈拍・体温の異常

❶

（1）○

解説 収縮期血圧140以上、かつ／または拡張期血圧90以上を高血圧とします。問題文の場合、拡張期血圧が92mmHgなので、高血圧（Ⅰ度高血圧）と診断されます。

（2）○

解説 収縮期血圧が120よりも小さく、さらに拡張期血圧が80よりも小さい場合に至適血圧とし

ます。

（3）×

解説 正常高値血圧は、正常範囲内ではあるが高血圧に移行しないように注意すべきであることを示します。収縮期血圧130〜139かつ／または拡張期血圧85〜89が正常高値血圧とされます。

（4）×

解説 成人の安静時の脈拍は、毎分60〜80回が正常範囲です。

（5）○

解説 安静時の脈拍数が毎分60回以下の場合を徐脈、100回以上の場合を頻脈とします。

（6）○

解説 収縮期血圧と拡張期血圧の差を脈圧といいます。収縮期血圧－拡張期血圧で計算され、心臓の拍出力や末梢血管抵抗などの異常を知る指標の一つとされています。40〜60mmHg程度が基準値となります。

（7）×

解説 心室細動は、心室が細かく震えるだけで拍動ができなくなり、放置すると死に至る最も重症な頻脈性の不整脈です。

（8）×

解説 体温は日内変動します。起床時の午前6時ごろは最も低く、午後3時から夕方ごろに最も高くなります。その後就寝時間に向けて徐々に下がっていきます。

（9）×

解説 38℃以上の高熱で、1日の高低差が1℃以内の発熱は稽留熱といいます。弛張熱は、1日の高低差が1℃以上上下し、低い時でも37℃以下に下がらない発熱をいいます。

（10）○

解説 弛張熱と同じように体温の1日の高低差があり、低い時には37℃以下の平熱まで下がる発熱が間欠熱です。

❷

（1）3

解説 心室細動は心筋が震えているだけで心臓の拍動が機能しておらず、血液を送り出すことができていない状態です。一刻も早く電気的除細動により心機能を回復させる必要があります。

（2）1

解説 心室細動が起こると数秒の間で意識や呼吸が消失してしまい、緊急の処置が必要になります。

（3）2

解説 脈拍が異常に遅くなる徐脈性の不整脈では、心臓の収縮回数が減少して脳の虚血を招くため、失神やめまいなどの症状が現れやすくなります（アダムス・ストークス症候群といいます）。

（4）4

解説 甲状腺ホルモンは基礎代謝に関わるホルモンです。甲状腺機能が低下して甲状腺ホルモンの分泌が減少すると、倦怠感やだるさ、むくみ、低体温、徐脈、皮膚乾燥、徐脈などの症状が現れます。

第24回　症状と看護⑤　呼吸器の異常・呼吸困難

❶

（1）○

解説 タバコに含まれる発がん物質は、肺がんの最も高いリスクといえます。

（2）○

解説 乾酪（かんらく：チーズ）のような壊死がみられるのが肺結核による炎症の特徴です。

（3）×

解説 喀痰を伴う咳嗽を湿性咳嗽、喀痰を伴わない乾いた咳嗽を乾性咳嗽といいます。

（4）×

解説 気管支喘息では気管支が炎症によって腫れることで空気の通り道が狭まり、呼吸が困難になります。

（5）○

解説 ヒュー・ジョーンズの分類は呼吸困難の分類を軽いほうより1〜5に分類します。

（6）×

解説 1秒率が70％未満を示す場合にCOPDを疑います。

（7）×

解説 半座位であるファウラー位は、前胸部の圧迫が解放され、横隔膜が下降しやすくなり、呼吸が楽になります。

(8) ○

解説 椅子やベッドに座った状態でテーブルなどを抱え込むように前かがみになった姿勢が起座位です。ファウラー位同様に呼吸が楽になります。

(9) ○

解説 安静時の成人では、毎分の呼吸数は12～20回ほどが一般的です。12回を下回る場合には徐呼吸といいます。

(10) ○

解説 安静時の成人において、呼吸数が毎分24回以上の場合、頻呼吸といいます。

❷

(1) 3

解説 MRC息切れスケールは、息切れしないグレード0から、少しの動作でも息切れしてしまうグレード5までの6段階で評価します。外出できないほどの息切れや着替え程度で息切れする場合はグレード5とされます。

(2) 3

解説 かつて肺気腫、慢性気管支炎とよばれていた疾患を総称して慢性閉塞性肺疾患（COPD）といいます。肺の慢性的な炎症により気道が狭まり、呼吸困難や咳嗽、喀痰などが現れます。最大のリスクは喫煙です。

(3) 1

解説 動脈血酸素分圧の低下や経皮的動脈血酸素飽和度の低下は呼吸困難を示す指標ですが、呼吸困難は患者の自覚症状である息苦しさで決まります。

(4) 4

解説 高調性とは高い音、連続性とはプツプツと途切れない音です。高調性連続性副雑音は笛のように高い音が聴こえる呼吸の異常音です。低調性の連続性副雑音には、いびきのようにグーグーと聴こえる類鼾音があります。途切れるような音は断続性副雑音で、高調性の捻髪音（チリチリ、パチパチというような音）や低調性の水泡音（プツプツと泡がはじけるような音）などがあります。

第25回　症状と看護⑥　消化器系の異常・黄疸

❶

(1) 2

解説 嘔吐により大量の体液が失われ、脱水を引き起こします。また胃酸が排出されることで体液バランスがアルカリ性に傾くことがあります（代謝性アルカローシス）。

(2) 3

解説 側臥位にして頭部を横に向けることで、吐物による窒息や誤嚥を防ぐことができます。

(3) 1

解説 胃潰瘍による吐血では、胃酸が血液と混ざり、酸化してコーヒー残渣様を示します。また胃酸が混入するため、酸性の吐血になります。泡沫状の吐血は、呼吸器の異常により起こりやすい特徴です。

(4) 2

解説 とくに遺伝性とは確認されていません。原因不明の難病とされています。

(5) 1

解説 肝機能の異常を知るための血液検査項目はさまざまですが、健康診断を含めて、広く指標とされるのは、ALT（GPT）やAST（GOT）、γ-GTPなどです。ALT、ASTは肝臓や筋の細胞に多く含まれる酵素で、それらの細胞に異常があるときに血液中に多く出現します。γ-GTPはアルコールの過剰摂取による肝障害の指標として用いられます。CRPは体内で炎症が起きていることを示すタンパク質です。尿素窒素は腎臓機能の指標、アミラーゼはおもに膵臓の疾患の指標となります。

(6) 2

解説 胆汁が胃液と混ざって酸化すると緑色に変化します。よって吐物が緑色になります。

(7) 4

解説 過剰なビリルビンにより眼球や皮膚が黄色を呈する症状が黄疸です。特に眼球結膜（白目の部分）で認めやすくなります。

(8) 4

解説 赤血球に含まれるヘモグロビンが分解されたときに生まれるのがビリルビンです。ビリルビンは肝臓で処理され、胆管を通り消化管に入って便とともに排出されますが、肝臓の異常や胆管の異常などが起こると血液中の濃度が上昇し、黄疸を引き起こします。

(9) 3

黄疸では、皮膚や眼球が黄色くなるほか、倦怠感や疲労感、皮膚の掻痒感（かゆみ）、発熱、腹痛、尿の色が濃くなる、などの症状がみられます。

第26回　症状と看護⑦　出血・喀血・吐血・下血

(1) ×

解説 血管が破綻したり透過性が亢進することにより、中を流れる血液が血管外に漏出することを出血といいます。そのうち、血液が体外に出る場合を外出血、体内に留まる場合を内出血といいます。

(2) ×

解説 出血が起きたときに凝集するのは、止血作用をもつ血小板です。

(3) ×

解説 出血部位に集まった血小板が血栓（一次血栓または血小板血栓）を形成し、出血を止める段階が一次止血です。次に血漿中のフィブリノゲンがフィブリンに変化し、血小板を覆います。この段階を二次止血といいます。

(4) ×

解説 なかなか出血が止まらない症状を出血傾向といいます。出血傾向を調べるには、血小板の数や機能、出血時間、プロトロンビン時間（PT）、活性化部分トロンボプラスチン時間（APTT）などが用いられます。

(5) ○

解説 プロトロンビンという血液の凝固因子を調べ、血液凝固の異常を判定するのがプロトロンビン時間です。

(6) ○

解説 皮下出血が起こると皮膚や粘膜の表面に紫色の斑点が現れます。これを紫斑といいます。

(7) ○

解説 反対に消化管での出血が肛門から排出されることを下血といいます。

(8) ×

解説 喀血とは、気道からの出血が口から排出されることをいいます。

(9) ○

解説 胃や十二指腸で出血が起こると、血液と胃酸が反応して黒色となり、黒色の便（タール便）が排出されます。胃潰瘍や十二指腸潰瘍などでみられます。

(10) ○

解説 大腸での出血では、鮮血便がみられます。

2

(1) 3

解説 大腸に発生した腫瘍による出血が肛門から排出されます。便潜血の有無は、大腸がんなどの診断の指標となります。腎炎では、尿潜血が現れます。

(2) 4

解説 前立腺が肥大すると、膀胱や尿道粘膜を圧迫して充血が起こり、やがて出血して血尿が出やすくなります。ほかの疾患は、便潜血が指標となります。

(3) 2

解説 皮膚や血管、軟骨などを構成する主成分であるコラーゲンをつくるのに不可欠な栄養素がビタミンCです。ビタミンCが不足すると、全身の血管で出血が起こりやすくなります。これが壊血病です。

(4) 4

解説 ワルファリンは、血液の凝固を抑制する作用をもちます。

(1) 4

解説 急性心筋梗塞では激しい胸痛が起こります。髄膜炎では頭痛、メニエール病ではめまいや耳鳴、腎結石では下腹部や側腹部に激しい痛みが起こります。

(2) 3

解説 マックバーネー点とは、臍と右上前腸骨棘を結んだ線上において、臍から2/3の位置をいいます。

(3) 3

解説 ランツ点とは、左右の上前腸骨棘を結んだ線上において、右（外側）から1/3の位置をいいます。マックバーネー点とともに、急性虫垂炎の圧痛点となります。

(4) 4

解説 大動脈の血管壁が避け（解離）、そこに血液が入り込む状態が急性大動脈解離です。急激に現れる激しい胸部痛や背部痛が特徴です。

(5) 1

解説 心筋梗塞の一歩手前の状態が狭心症です。心臓の虚血により、胸部を締め付けられるような痛みが起こります。心筋炎は心臓をなす心筋に異常がみられる疾患で、動悸や息切れ、むくみ、疲れやすい、といった症状が特徴です。

(6) 3

解説 十二指腸潰瘍では、小腸の内壁が損傷しているため、特に空腹時は胃酸による影響を受けやすく、腹痛（多くは心窩部痛）が生じます。特に夜間に痛みが起きることが多く、悪心や胸やけなどもみられます。

(7) 2

解説 周期的に起こる発作性の激しい腹痛を疝痛といいます。胆嚢や胆管に結石がつまる胆石症では、胆嚢が位置する右季肋部の激しい疝痛が特徴です。

(8) 1

解説 眼圧の上昇により視神経が損傷し、視力や視野の障害、ときに失明まで引き起こす疾患が緑内障です。眼圧の急激な上昇により、眼球の痛みや頭痛が生じます。

(9) 1

解説 けいれん時には、気道の確保が優先されます。患者が舌を噛まないように注意する必要がありますが、口に物を入れたりすると誤嚥したり、噛んで歯を破損することもあるため、下顎を軽く押さえるように挙上するとよいでしょう。また吐物の誤嚥にも注意し、顔を横に向けるようにします。

(1) ✕

解説 HIV感染症は、ヒト免疫不全ウイルス（HIV）の感染によって生じる疾患で、後天性免疫不全症候群（エイズ：AIDS）ともよばれます。おもに性交渉により感染します。傷ついた皮膚や粘膜から、血液、精液、膣分泌液、母乳などによって感染しますが、唾液や汗、尿などの体液では感染することはまずありません。

(2) ✕

解説 結核菌は非常に微細で、咳やくしゃみなどに含まれた菌が長時間空気中に浮遊することにより、それを吸い込むことで感染します（空気感染＝飛沫核感染）。

(3) ✕

解説 ヒゼンダニが皮膚に寄生して起こる感染症が疥癬で、掻痒感や皮膚の異常が症状として現れます。性行為など、直接皮膚と皮膚が接触したり、ヒゼンダニの存在する寝具などを使うことなどにより、人から人へ感染します。

(4) ○

解説 肝臓に炎症が起き、機能低下を起こす疾患が肝炎です。アルコールや薬の副作用などが原因になるほか、ウイルスの感染によっても引き起こされます。ウイルス性の肝炎にはA型やB型、C型、D型、E型などがあります。我が国でよくみられるウイルス性の肝炎のうち、A型は食物などにより経口感染しますが、B型、C型は輸血などによる血液感染のほか、母子感染や性行為による感染が起こることもあります。

(5) ○

解説 B型肝炎はおもに母子感染や輸血、性行為などによって感染します。慢性化・重症化し、肝硬変や肝臓がんに移行することもあります。

(6) ×

解説 C型肝炎は多くの場合、輸血や針刺し事故などの血液感染によって起こります。B型肝炎よりもさらに慢性化による肝硬変や肝臓がんへの移行のリスクが高い肝炎です。

(7) ○

解説 A型肝炎はB型やC型のように慢性化することはなく、肝硬変や肝臓がんに移行することはまれです。

(8) ×

解説 インフルエンザウイルスは、咳やくしゃみの飛沫を吸い込むことで感染します（飛沫感染）。またウイルスの付着した物や手指、食品などに接触し、それが口や鼻などの粘膜を経由して侵入することで感染します（接触感染）。

(9) ×

解説 コレラはおもに、コレラ菌で汚染された水や食物を口にすることによる経口感染で起こります。

(10) ○

解説 ロタウイルスは、おもに経口感染により感染し、発症すると嘔吐や下痢を伴う急性胃腸炎をおこします。非常に感染力が強く、特に乳幼児期に多く罹患する感染症です。

❷

(1) 2

解説 ニューモシスチス肺炎は、真菌による感染症の1つで、エイズや薬物の副作用などにより、免疫力が低下しているときに発症しやすい日和見感染症です。

(2) 4

解説 麻疹は一般的にはしかともよばれる、麻疹ウイルスによる感染症です。感染力はきわめて強く、空気感染のほか、飛沫感染や接触感染でも感染します。

(3) 3

解説 成人T細胞白血病は、HTLV-1というウイルスにより起こる感染症です。感染は、母親から受け継ぐ母子感染のほか、輸血や性交などによっても起こります。

(4) 1

解説 レジオネラ感染症は、乳幼児や高齢者、免疫力の低下している人などで起こりやすく、風邪のような症状（ポンティアック熱）や、重症化し死に至ることもあるレジオネラ肺炎を引き起こします。レジオネラ属菌は河川や湖水、温泉、土壌などの自然界に生息している細菌です。人への感染では、加湿器や循環式浴槽などからの感染が報告されています。

第29回　主要疾患と看護②　先天性疾患

❶

(1) ×

解説 先天異常の多くは原因不明です。親の遺伝子や染色体異常のほか、母体から受ける影響（病原菌や薬物、タバコに含まれる有害物質、アルコールなど）や物理的衝撃などによって起こることもあります。

(2) ○

解説 妊娠12週頃を過ぎ、胎児の臓器の基礎ができあがった後の発育時に、外界から受ける影響に

よって起こる先天異常は胎児病といいます。

（3）×

解説 劣性（潜性）遺伝は、両親の双方に遺伝子異常があるときに受け継がれ、初めて発症する遺伝です。両親どちらか一方に異常があればそれが子に受け継がれる遺伝は優性（顕性）遺伝といいます。

（4）○

解説 性染色体（X染色体）の異常によりおこる遺伝病（遺伝子疾患）をX連鎖遺伝病（伴性遺伝病）といいます。血液凝固因子の先天的な異常により、出血が止まりにくい症状をもつのが血友病で、男性にみられる伴性（X連鎖）劣性遺伝病です。

（5）○

解説 筋肉が萎縮し、筋力低下を示す遺伝性の筋疾患を総称して筋ジストロフィーといいます。中でもデュシェンヌ型は最も頻度が高く、男性だけにみられる伴性劣性遺伝です。

（6）×

解説 通常1対2本ある染色体が1本多い状態をトリソミーといいます。少ない状態はモノソミーといいます。

（7）○

解説 女性は2つのX染色体をもちますが、それが1つ少ないことで起こる女性の染色体異常がターナー症候群です。多くは流産しますが、出生した場合には成長に伴って二次性徴の欠如や無月経などがみられます。

（8）×

解説 フェニルアラニンという物質が体内に蓄積することで脳の発達障害や脳波の異常、けいれんなどを引き起こす疾患がフェニルケトン尿症です。常染色体劣性遺伝病です。

（9）○

解説 18番目の染色体が1本多いことが原因で起こる18トリソミーは、発見者にちなみエドワーズ症候群ともよばれます。

（10）○

解説 男性のもつXとYの染色体のうち、X染色体が1つ（またはそれ以上）多いことで発症します。男性にのみ現れる性染色体の数的異常で、女性的な成長がみられます。

❷

（1）2

解説 重症筋無力症は、神経から筋肉への指令が伝わらなくなることで、力が入らなくなり、筋力が低下する疾患です。小児から発症する場合もありますが、50歳代で発症することも多い難病です。まれに遺伝によって先天的に生じる筋無力症もありますが、これは先天性筋無力症とよばれる別の疾患です。

（2）3

解説 ハンチントン病、マルファン症候群、色素失調症はいずれも常染色体優性遺伝です。

（3）1

解説 18番目の染色体が1本多い18トリソミーがエドワーズ症候群です。知的障害や唇の奇形、心疾患などの症状が現れます。パトー症候群は13トリソミー、5P−（マイナス）症候群（かつては猫なき症候群とよばれていました）は5番染色体の構造的欠損が原因です。

（4）4

解説 新生児のおよそ1,000人に1人の割合で発生する先天異常です。

第30回　主要疾患と看護③　精神疾患

❶

（1）○

解説 統合失調症は幻覚や妄想といった症状が特徴の精神疾患です。人や社会と関わることが困難に

なったり、思考や感覚が偏ったりすることで、生活そのものに障害が現れます。日本では、およそ100人に1人が発症するといわれる頻度の高い疾患です。

（2）×

解説 思春期から青年期にあたる10歳代後半から30歳代で多くみられます。40歳以降は徐々に減少していきます。学校や仕事・職場、あるいは結婚生活おける悩みやストレスなどがきっかけとなって発症すると考えられます。

（3）×

解説 かつて精神分裂病などとよばれていたこともある統合失調症は、妄想や幻覚、操られているような錯覚、緊張状態などの陽性症状と、感情鈍麻や意欲減退といった陰性症状が現れ、浮き沈みが激しいような状態となります。

（4）×

解説 幻覚や妄想は統合失調症の陽性症状です。

（5）○

解説 統合失調症には、破瓜型、緊張型、妄想型といった病型があります。破瓜型は思春期に好発する病型で、症状が長引いたまま慢性化し、成年期を迎えることも少なくありません。

（6）○

解説 意欲の減退や悲哀的な感情、思考停止、さらには睡眠障害や自殺企図などの症状がみられる精神疾患がうつ病で、薬物療法が基本になります。

（7）×

解説 多くの場合は朝に症状が強く現れ、夕方から夜にかけて弱まる傾向があります。

（8）×

解説 やせたいという願望や、肥満が怖いという感情が極度に強くなり、食欲の異常な減退や過度な食事制限、自発的な嘔吐などがみられるのが神経性食欲不振症（拒食症）です。10代から20代の若い女性に多くみられます。

（9）×

解説 事故や災害、虐待といった心理的にも衝撃的な体験の記憶が原因となってさまざまな障害が現れる状態がPTSD（心的外傷後ストレス障害）です。数週間から数ヶ月後に心身の不調が現れたり、数年経過してからも衝撃的な記憶を思い出す（フラッシュバック）ように、長期化、慢性化しやすい疾患です。

（10）×

解説 心的外傷後ストレス障害は、ずっと心に傷として残ってしまうような衝撃的な体験がもとになるため、性格や年齢、性別などには関係なく発症します。

❷

（1）2

解説 スイスの精神科医であるブロイラーは、統合失調症の基本症状として、①自閉性、②感情障害、③連合弛緩（考えにまとまりがなくなる）、そして④両価性（同じ対象に対して、まったく反対の感情を同時に抱く）の4つを挙げました。

（2）2

解説 うつ病、とくに急性期にある人に対して励ましの言葉をかけることは、罪悪感や自責の念をもつ人をさらに追い詰めることにもなるため、禁忌とされます。

（3）3

解説 無気力や不安、抑うつ、焦燥といった、気分障害が現れるのがうつ病の特徴です。幻聴や幻視は統合失調症、理由のない爽快感は躁状態でみられます。感情失禁はささいなことでも泣いたり笑ったりするような状態で、脳血管性の認知症などでみられます。

（4）4

解説 極度のやせが原因で、徐脈や低血圧、女性では無月経なども現れます。

（1）×

解説 平成19年（2007年）から施行されたがん対策基本法は、平成28年（2016年）に改正されました。同法は、がんの予防と早期発見や、がん医療の向上、研究の推進、がん患者の就労支援、がんに関する教育の推進などを目的としています。

（2）○

解説 タバコに含まれる発がん物質は、肺がんをはじめとする様々な疾患のリスクとなります。

（3）○

解説 乳がんや卵巣がんのように、家系的な遺伝が発症リスクの上昇に関与しているものもあります。

（4）×

解説 腫瘍は良性腫瘍と悪性腫瘍に大別されますが、そのうち悪性腫瘍をがんといいます。

（5）×

解説 がんのうち、上皮細胞・上皮組織に発生するがん、すなわち上皮性悪性腫瘍が、がん腫とよばれます。肉腫は、筋肉や骨、神経組織など、上皮組織以外に発生する非上皮性悪性腫瘍のことを指します。

（6）○

解説 腫瘍細胞が、周囲の正常な細胞を押しのけるようにその場で膨張するような増殖方法を圧排性増殖といい、良性腫瘍、悪性腫瘍ともにみられる増殖方法です。腫瘍細胞が周囲の正常な細胞をすり抜けるように離れた場所に入り込み、組織に浸み込んでいくような増殖方法は浸潤性増殖といい、悪性腫瘍でのみみられます。

（7）○

解説 腫瘍を形成する細胞が、正常な細胞や組織からどれだけ逸脱しているかを示す指標が異型性です。

（8）×

解説 胃がんや大腸がんでは、がんの浸潤が胃壁や腸壁にどれだけ浸潤しているかによって早期胃がんと進行胃がんを区別します。

（9）○

解説 胃がんが胃の周辺のリンパ節を経由し、左鎖骨上窩リンパ節へ転移することをウィルヒョウ転移といいます。

（10）○

解説 性経験のある成人女性の半数以上に存在するとされるヒトパピローマウイルスは、子宮頸がんのほか、肛門がんや膣がん、尖圭コンジローマ（性器にいぼが発生する性病）などの原因となります。

（1）4

解説 悪性腫瘍は、発生した器官とは別の、離れた器官へ遠隔転移するのが特徴です。良性腫瘍には正常な細胞・組織との間に明確な境界があり、被膜をもつのに対し、悪性腫瘍は境界が不明瞭で被膜ももちません。がん組織の切除が困難なのはこのためです。

（2）2

解説 PSA（前立腺特異抗原）は前立腺がん、CA19-9やCEA（がん胎児性抗原）は胃がんや大腸がん、膵臓がんなどの消化器系のがんや、肺がんなどの腫瘍マーカーとして用いられます。

（3）1

解説 胃がんの左鎖骨上窩リンパ節への転移はウィルヒョウ転移、胃がんが卵巣に転移して発生したがんはクルッケンベルグ腫瘍といいます。

（4）4

解説 国際的に用いられるがんの進行度を表す評価基準がTNM分類で、腫瘍の大きさ、リンパ節への転移、遠隔臓器への転移、という3つで評価します。

（1）×

解説 膵臓のランゲルハンス島B細胞が破壊され、インスリンが分泌されなくなり、慢性的な高血糖になる状態は1型糖尿病です。

（2）○

解説 ランゲルハンス島B細胞が破壊されていないにも関わらず、インスリンの分泌が減少したり、インスリンへの反応性が低下することで起こるのが2型糖尿病です。

（3）○

解説 糖尿病では細胞のエネルギー産生が不足するため、あらゆる細胞の活動も低下します。そのため免疫力が低下したり、創傷の治癒も遅延しやすくなります。

（4）×

解説 糖尿病では、のどが渇きやすくなり、同時に多尿や頻尿などの症状がみられます。

（5）×

解説 ブドウ糖75gを水に溶かしたブドウ糖液を飲み、30分後、1時間後、2時間後に採血し、血糖値を測る検査が75gOGTT（75g経口ブドウ糖負荷試験）です。2時間値が200mg/dl以上ある場合は、「糖尿病型」と診断されます

（6）×

解説 早朝空腹時血糖値が126mg/dl以上ある場合に「糖尿病型」と診断されます。

（7）○

解説 食事の後、時間を決めずに採血し、測定した血糖値が随時血糖値で、200mg/dl以上ある場合は、「糖尿病型」と診断されます。

（8）×

解説 糖尿病の治療は、食事療法、運動療法、そして薬物療法が基本となります。

（9）×

解説 糖尿病では、血糖のコントロールが重要で

す。薬物療法では、インスリンの分泌や効果を高める薬物、糖の排泄を促進する薬物などを用いるほか、インスリンそのものを注射する方法などがあります。

（10）○

解説 インスリンが分泌されない1型糖尿病では、薬物による治療が必須となります。

❷

（1）3

解説 HbA₁C（ヘモグロビンエーワンシー）は、血液中にブドウ糖と結びついたヘモグロビン（糖化ヘモグロビン）がどのくらいの割合で存在しているかをパーセント（％）で表したものです。

（2）1

解説 血液中におけるグリコヘモグロビン（糖化ヘモグロビン）の割合は、HbA₁Cとして示されます。

（3）1

解説 糖尿病の三大合併症は、腎障害、網膜症、神経障害です。高血糖が慢性的に続くことで血管が損傷し、発症しやすくなります。

（4）2

解説 1日のエネルギー摂取量は、標準体重×生活強度（身体活動量）によって算出します。

（1）○

解説 冠動脈の血流が途絶え、心筋細胞が壊死する状態は心筋梗塞といいます。

（2）×

解説 メタボリックシンドロームの診断基準は、男性では腹囲85cm以上、女性では腹囲90cm以上です。

（3）×

解説 メタボリックシンドロームの診断における必須条件は腹囲によって判断する内臓脂肪の蓄積です。

（4）○

解説 脂質異常症では、血管内に脂質が沈着し、血管の内壁が肥厚したり、弾力を失い硬くなることで血流が悪くなります。この状態が動脈硬化です。

（5）○

解説 アルコールなどに多く含まれるプリン体の代謝により生まれる尿酸が血液中に過剰になった状態が高尿酸血症です。過剰な尿酸が関節や皮下などに沈着し、痛みを引き起こす状態は痛風とよばれます。

（6）×

解説 日本高血圧学会の診断基準によれば、収縮期血圧140以上が高血圧症となります。

（7）○

解説 収縮期血圧120未満かつ拡張期血圧80未満が至適血圧とされます。

（8）○

解説 過剰な塩分は血管内に水分を多く引き込むことになり、循環血漿量が増えて高血圧を引き起こします。

（9）×

解説 加齢に伴って血管の弾力性は低下し、血流は悪くなります。そのため、心臓が収縮して血液を押し出すために強い拍出力が必要となり、収縮期血圧が上昇しやすくなります。

（10）×

解説 本態性高血圧症は、原因がはっきりとしない高血圧症のことをいいます。体質や運動不足、肥満、アルコールや塩分の摂りすぎ、ストレス、といったさまざまな理由が考えられます。腎臓の疾患や薬物の副作用、ホルモン分泌の異常など、原因がはっきりとしている高血圧症は二次性高血圧症といいます。

2

（1）2

解説 生活習慣病の一次予防には、食生活や運動習慣、ストレスの解消などが重要となります。まず病気にならないような生活を心掛けることが一次予防となります。早期発見、早期治療を目的とするのが二次予防です。

（2）3

解説 心臓の冠動脈に障害が発生し、心臓が虚血になる疾患を虚血性心疾患といいます。喫煙や飲酒に伴う脂質異常症や高血圧症などとの関連が深い疾患です。

（3）4

解説 アルコールの過剰摂取は、アルコールを分解する肝臓に多くの負荷をかけることになり、肝硬変の原因となります。

（4）1

解説 脳梗塞やクモ膜下出血など、脳の血流障害による脳の異常を総称して脳血管疾患（脳卒中）といいます。頭蓋内圧の上昇に伴い、嘔吐や悪心、頭痛などが現れます。

（1）×

解説 褥瘡予防のために、体圧分散器具を使用しない場合には、少なくとも2時間ごとの体位変換が必要とされます。

（2）×

解説 ドーナツ型クッションは、円の周囲の皮膚が引っ張られ、組織の虚血による褥瘡を引き起こしやすくなるため、使用は禁忌です。

（3）○

解説 仰臥位の姿勢から30度ほど身体を左右いずれかの方向に傾けた姿勢をいいます。この姿勢を維持するのは大変なので、クッションなどを使用し、安楽に過ごせるように援助します。

（4）×

解説 皮膚の湿潤は褥瘡を発生させる要因です。

（5）×

解説 タンパク質は筋肉や皮膚をつくり、また褥瘡の治癒を促進します。そのため良質なタンパク質の摂取が必要です。

（6）○

解説 褥瘡発生のリスクを評価するツールがブレーデンスケールです。6つの項目からなり、最低の6点～23点で評価します。

（7）×

解説 大腿骨上部の外側に突出した部分を大転子部といいます。大転子部は、側臥位での褥瘡好発部位です。

（8）○

解説 坐骨の下端で最も下側に突出した部分を坐骨結節部といいます。座位において最も体重の負荷がかかる部分のため、褥瘡が起こりやすくなります。

（9）○

解説 脊椎の椎体が身体の重さに耐えられずにつぶされ、引き起こされる骨折が脊椎圧迫骨折です。骨密度の低下する高齢者、とくに骨粗しょう症の高齢者によくみられ、円背（背中が丸くなる）を引き起こします。

（10）○

解説 身体の拘束は、関節の拘縮や褥瘡、筋力低下などの身体的な症状を引き起こすだけでなく、抑うつやせん妄といった精神的な症状も悪化させることがあります。

2

（1）2

解説 長期の臥床により、関節が硬くなったり筋力が低下したり、あるいは抑うつなどの精神的な障害がみられるようになることを廃用症候群といいます。

（2）4

解説 パーキンソン病は、中脳の黒質をなす神経細胞の減少によりドパミンの分泌が減り、神経系や筋に異常がみられる疾患です。アルツハイマー病は、アミロイドβという異常なタンパク質が脳に蓄積することで大脳の神経細胞が異常な速さで減少し萎縮していく疾患で、認知症の原因ともなります。レビー小体型認知症も、レビー小体という物質が脳に貯まり、神経細胞が減少します。

（3）1

解説 高齢者が転倒し、最も骨折しやすいのは大腿骨近位部部（股関節付近）です。また上腕骨上部（肩付近）や脊椎、橈骨先端（手首付近）なども骨折が多くみられる部位です。

（4）3

解説 卵巣から分泌されるエストロゲンには、破骨細胞のはたらきを抑え、骨吸収を抑制する作用があります。更年期の女性ではエストロゲンの分泌が急激に減少するため、骨吸収が促進されて骨のカルシウムが血中に放出されます。その結果、骨粗しょう症が起こりやすくなります。

❶

（1）○
解説 9つの質問からなり、30点満点で認知症の進行度を評価するツールが長谷川式簡易知能評価スケールです。合計点が20点以下の場合には、認知症の疑いが強いとされます。

（2）×
解説 長谷川式簡易知能評価スケールは、質問式のテストです。

（3）○
解説 高齢者に多い認知症ですが、65歳未満でも発症することがあります。これを若年性認知症といいます。

（4）×
解説 たった今起きたことの記憶である即時記憶や、数分前から数日間の記憶である近時記憶は、認知症において障害が起こりやすいといえます。比較的記憶が保たれるのは、数年以上にわたる記憶である遠隔記憶です。

（5）×
解説 徘徊は、認知症の症状における行動・心理症状です。かつては認知症における問題行動や周辺症状などとよばれていました。

（6）×
解説 中核症状と異なり、行動・心理症状は認知症において必ずみられるわけでもなく、また出現したとしても治まることもあります。

（7）○
解説 幻覚（とくに幻視）は、レビー小体型認知症で多くみられる症状です。

（8）○
解説 アルツハイマー型認知症では、脳の萎縮が顕著なため、脳室は拡大します。

（9）○
解説 認知症高齢者とのコミュニケーションでは、非言語的コミュニケーションは有効です。

（10）×
解説 認知症の高齢者では、幻覚や妄想などがみられることがあります。すぐに否定するのではなく、まずは訴えを受け入れ、幻覚に対する不安や妄想に対する怒りなどが治まるように対処することが大切です。

❷

（1）2
解説 認知症では、成長において獲得した理解力や判断力といった知的機能が徐々に失われていきます。

（2）1
解説 認知症の中核症状とは、脳細胞の障害が直接的な原因となって現れる認知症の症状をいいます。記憶障害や判断力の喪失、見当識障害、失行、失認、失語などが中核症状です。

（3）3
解説 認知症にはその原因によっていくつかの病型に分けられます。そのうち最も多いのがアルツハイマー病によるアルツハイマー型認知症です。つぎに血管性認知症、レビー小体型認知症、前頭側頭型認知症と続きます。

（4）3
解説 認知症患者とのコミュニケーションのポイントとして、大人の言葉で話す、落ち着いて話す、簡単な言葉や短い文章で話す、伝わらない場合には別の言い方に変える、たくさんの内容を詰め込みすぎない、といったことが挙げられます。また作話や内容の繰り返しなどは、認知症が原因のため、すぐに否定したり、話を打ち切るようなことは適切ではありません。

（1）〇

解説 気管支喘息では狭まった気道に痰が絡んで閉塞し、呼吸が著しく障害されます。腹式呼吸により痰が喀出しやすくなります。

（2）✕

解説 腹臥位では呼吸が阻害され、さらに息苦しくなります。起座位など、呼吸が安楽になる姿勢が適します。

（3）〇

解説 特定の物質（ほこりやタバコなど）に対する過剰なアレルギー反応により発症するアトピーは、子どもに多くみられます。小児期ではアトピー型の喘息が多く、成人では非アトピー型が多い傾向にあります。

（4）✕

解説 うつ伏せ寝は呼吸が妨げられ、突然死のリスクを上昇させます。

（5）〇

解説 風疹ウイルスによる感染症が風疹で、発熱や発疹、リンパ節の腫脹などがみられます。春先から初夏に多く罹患する感染症です。おもな感染経路は咳やくしゃみによる飛沫感染です。

（6）✕

解説 ムンプスウイルスによる感染症が流行性耳下腺炎で、リンパ節の腫脹などが現れるために、外見からおたふくかぜともよばれます。百日咳は百日咳菌による感染症で、発作的な咳が特徴です。

（7）✕

解説 麻疹ウイルスの潜伏期間は、10 ～ 12 日ほどです。その感染力は非常に強く、空気感染や飛沫感染、接触感染などあらゆる経路で感染が広がります。

（8）✕

解説 麻疹の臨床経過は大きくカタル期（前駆期）、発疹期、回復期に分けられます。カタル期は発症から 2 ～ 4 日ごろをいい、38 ～ 39℃の発熱が続き、上気道や結膜の炎症が次第に強くなります。また麻疹に特徴的なコプリック斑もこの頃に出現します。

（9）✕

解説 風疹では、発疹が消えるまで出席停止とされます。麻疹は解熱後 3 日です。

（10）〇

解説 水痘とは、ヘルペスウイルスの一種である水痘・帯状疱疹ウイルスによる感染症で、一般的にみずぼうそうとして知られます。全身に現れる発疹は掻痒感を伴い、紅斑、丘疹を経て短時間で水疱（水ぶくれ）に変化します。発疹が痂皮（かさぶた）になれば出席停止が解除されます。

❷

（1）1

解説 流行性耳下腺炎は、一般的におたふくかぜとよばれます。

（2）4

解説 水痘では、全身性の発疹が特徴で、紅斑から水疱へ移行していき、最後に痂疲化します。

（3）4

解説 麻疹患者に特徴的にみられる症状で、口腔内の頬粘膜に出現する隆起した小さな白色の小さな斑点がコプリック斑です。発疹が出現する前のカタル期に現れます。

（4）3

解説 ポリオワクチンは、以前までは生ワクチンで経口与薬されていましたが、2012年からは不活化ワクチンとなり、ジフテリア、百日咳、破傷風のワクチンと合わせて（4種混合）皮下注射で接種します。

1

（1）2

解説 貧血のうち、ビタミンB₁₂や葉酸の欠乏により起こるのが巨赤芽球性貧血です。ビタミンB₁₂や葉酸は、正常な赤血球の成熟に必要な栄養素です。

（2）4

解説 新生児期において、吐血や下血（血の混じった黒色便）などがみられる疾患が新生児メレナです。新生児メレナには、胎盤から出血した血液などを胎児が飲み込むことによって起こる仮性メレナと、血液凝固に必要なビタミンKの欠乏により消化管出血が起こり現れる真性メレナがあります。

（3）1

解説 ビタミンB₁の欠乏症のひとつが脚気で、易疲労感や倦怠感、食欲不振などの症状のほか、手足の筋に力が入りにくい、感覚の鈍麻といった神経症状や、動悸や浮腫などの循環器症状が現れることもあります。

（4）1

解説 ビタミンAは、視覚情報の伝達や皮膚、粘膜の細胞維持に関与する栄養素です。そのため欠乏すると夜盲症（暗順応の低下）や角膜軟化症といった症状を引き起こします。

（5）2

解説 ビタミンCは、抗酸化作用やコラーゲンの産生などに関与します。壊血病は重度のビタミンC欠乏症で、歯肉出血や皮膚の乾燥、貧血などがみられます。

（6）4

解説 ビタミンBの一種である葉酸は、胎児の発育に不可欠な栄養素です。妊娠期に不足すると、二分脊椎や無脳症といった、胎児の先天異常の原因となります。またビタミンB₁₂とともに、不足すると巨赤芽球性貧血を引き起こす原因ともなります。

（7）4

解説 皮膚炎や下痢、認知機能の低下などがみられるナイアシン（ビタミンB₃）欠乏症がペラグラです。栄養状態が豊かな先進国ではまれですが、重症のアルコール依存症や摂食障害、吸収不良症候群の患者、抗がん剤投与中の患者などでみられることもあります。

（8）4

解説 カルシウム代謝に関与し、骨の形成に不可欠な栄養素がビタミンDです。不足するとくる病や骨軟化症（骨の成長前に起こる骨の形成不全をくる病、骨の成長後に起こる成人期以降の骨の形成不全を骨軟化症といいます）、テタニー（四肢などで起こる不随意の筋の痙攣）などを引き起こします。

（9）3

解説 ウェルニッケ脳症はビタミンB₁の欠乏により、意識障害や失調性歩行、眼球運動障害や眼振（細かい眼のふるえ）などの症状がみられる疾患です。高い確率で後遺症であるコルサコフ症候群へ移行します。コルサコフ症候群では、記銘力障害や失見当識、作話などの認知症がみられます。

1

（1）○

解説 RBCは、赤血球数を表します。酸素の運搬に関与する赤血球数が低下することで、貧血が現れます。

（2）×

解説 血液中に占める赤血球の割合がヘマトクリット値です。貧血ではヘマトクリット値が低下します。

（3）○

解説 血液中の尿酸が著しく増加した状態を高尿

酸血症といい、その状態が長く続くと、尿酸とナトリウムが結合し、尿酸塩という結晶となって関節などに沈着します。これが痛風で、沈着部位で炎症が起こり、痛みが生じます。

（4）×

解説 血液を浄化するフィルターの役割を果たす糸球体の機能を示すのがeGFR（推算糸球体濾過量）で、腎機能評価の指標とされます。

（5）○

解説 γGTPとは、タンパク質分解酵素の一種で、肝臓のもつ解毒作用に関与します。飲酒量が多いときや胆道系疾患などでは血液中の濃度が高まり数値が上昇するため、肝機能や胆道機能の指標とされます。

（6）○

解説 HCV抗体とは、C型肝炎ウイルス（HCV）に対する抗体です。HCV抗体が陽性の場合、C型肝炎への感染が疑われます。

（7）○

解説 腎不全では、カリウムの尿への排泄が障害されるため、血液中のカリウム値が上昇します。

（8）○

解説 血液中に最も多く含まれるタンパク質がアルブミンです。腎糸球体に炎症が起こり、通常では排泄されないアルブミンが尿により大量に喪失され、全身で浮腫が起こる疾患がネフローゼ症候群です。

（9）×

解説 HDL-Cとは、いわゆる善玉コレステロールのことです。悪玉コレステロールであるLDL-Cや中性脂肪（トリグリセリド）が高い場合だけでなく、善玉コレステロールが少ない場合でも脂質異常症を引き起こすため、動脈硬化のリスクは高くなります。

（10）×

解説 HTLV-1（ヒトT細胞白血病ウイルス1型）は、成人T細胞白血病などの原因ウイルスです。母子感染や性行為などによって感染します。-エイズウイルス（HIV）の感染によって産生されるのは、HIV抗体です。

❷

（1）3

解説 血液中のグルコース（ブドウ糖）と結合したヘモグロビンをグリコヘモグロビンまたは糖化ヘモグロビンといい、HbA1c（ヘモグロビン・エー・ワン・シー）で示されます。糖尿病の早期診断や血糖コントロールに用いられる数値です。

（2）4

解説 ALT(GPT)やAST(GOT)は肝細胞で産生される酵素です。肝障害によって肝細胞に異常が起きると、血液中に放出されて数値が上昇します。

（3）4

解説 筋の運動に必要なクレアチンリン酸の代謝産物がクレアチニンで、老廃物として腎臓のはたらきによって排泄されます。腎機能が低下するとクレアチニンの濾過機能が障害されるため、血液中の濃度が増加します。そのため腎機能の指標とされます。

（4）2

解説 ケトン体は脂肪の代謝産物で、糖の代わりに筋組織などでエネルギー源として活用されます。糖尿病のように糖がうまく利用できない場合や、飢餓や炭水化物の摂取制限（ダイエット）などによる糖の欠乏状態では、尿中のケトン体が陽性になります。

商品のご購入と発送について

　弊社の書籍は書店やインターネット通販サイトなどを通してご購入が可能です。その際は各書店、サイトへ直接お申し込み下さい。

　弊社から直接ご購入を希望される場合は、誠に勝手ながら**代金先払い**とさせて頂いております。下記の必要事項をご記入の上、**FAX** もしくは**メール**にてお申し込み下さい。お申し込み確認後、こちらからご購入代金のご連絡を差し上げますので、指定の口座（郵便振替もしくは銀行振り込み）へのご入金をお願いいたします。なお、恐れ入りますがお振込の際の手数料はお客様負担とさせて頂いております。

　お客様からのご入金を確認後、商品の方をご指定の送付先へ発送いたします。発送手数料につきましては、下記をご参照ください。

　在庫状況によってはお待たせする場合もございますのでご了承ください。品切れ等がありました際には、その旨もご連絡させて頂きます。

送品手数料	
1～2 冊	200 円
3～4 冊	400 円
5～9 冊	500 円
10 冊以上	送料無料

※沖縄県及び一部離島を除く。

【お申込 FAX・メール】

FAX	03（5228）0396
mail	n-senkosha@bf7.so-net.ne.jp

【必要事項】

①ご注文書名　②ご注文冊数　③送付先ご住所　④お電話番号　⑤施設名（学校名）　⑥お名前
をご記入の上、上記の FAX もしくはメールの宛先までお申込ください。

※お預かりした個人情報は、商品の発送および商品のご案内以外には一切使用いたしません。
※ご指定の書店様からのご購入をご希望の際は、書店様へご相談ください。但し、お取扱い
　頂けない場合もございますのでご了承ください。

●ご注文・お問い合わせ先

〒 162-0801　東京都新宿区山吹町 334　TEL/FAX：03-5228-0396
http://senkosha.jimdo.com/
mail：n-senkosha@bf7.so-net.ne.jp

株式会社 宣 広 社

［参考文献］「系統看護学講座　専門基礎　解剖生理学」(医学書院) ／「系統看護学講座　専門基礎　病理学」(医学書院) ／「新看護学1　専門基礎（1）　人体のしくみとはたらき」(医学書院) ／「コアテキスト　人体の構造と機能　第2版」(医学書院) ／「人体のしくみとはたらき要点整理＆ドリル」(宣広社)「NEW病気のしくみとなりたち要点整理＆ドリル」(宣広社)

毎日コツコツ！スピードトレーニング

看護学生のための5分間テスト　必修問題レベル編❷
－ 人体・症状・疾患の理解 －　第2版

2019 年 4 月 20 日　第 1 版　第 1 刷発行
2021 年 5 月 20 日　第 1 版　第 3 刷発行
2023 年 10 月 20 日　第 2 版　第 1 刷発行

編　　集	SENKOSHA メディカルドリル編集部
発 行 者	中村誠良
発行・発売	株式会社宣広社　〒 162-0801 東京都新宿区山吹町 334　電話 03-5228-0396
印刷・製本	株式会社平河工業社

装丁／本文デザイン／ DTP：アルファー・ワン

ISBN978-4-906852-38-3　C3047　Printed in Japan

ISBN978-4-906852-38-3
C3047 ¥900E

定価（本体 900 円＋税）

9784906852383

1923047009005

SENKOSHA

毎日 コツコツ

看護学生

5分間テスト

必修問題レベル編❶ －健康・医療の基本と看護の対象－

必修問題レベル編❷ －人体・症状・疾患の理解－

必修問題レベル編❸ －看護技術の実践に必要な知識－